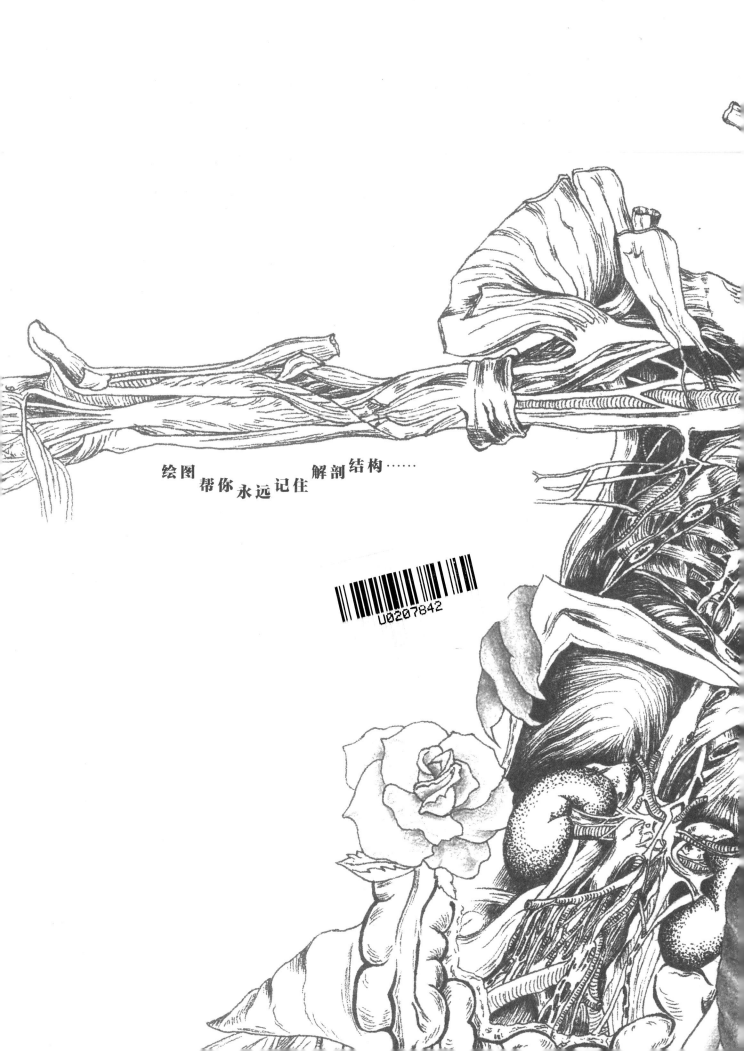

绘图帮你永远记住解剖结构……

U0207842

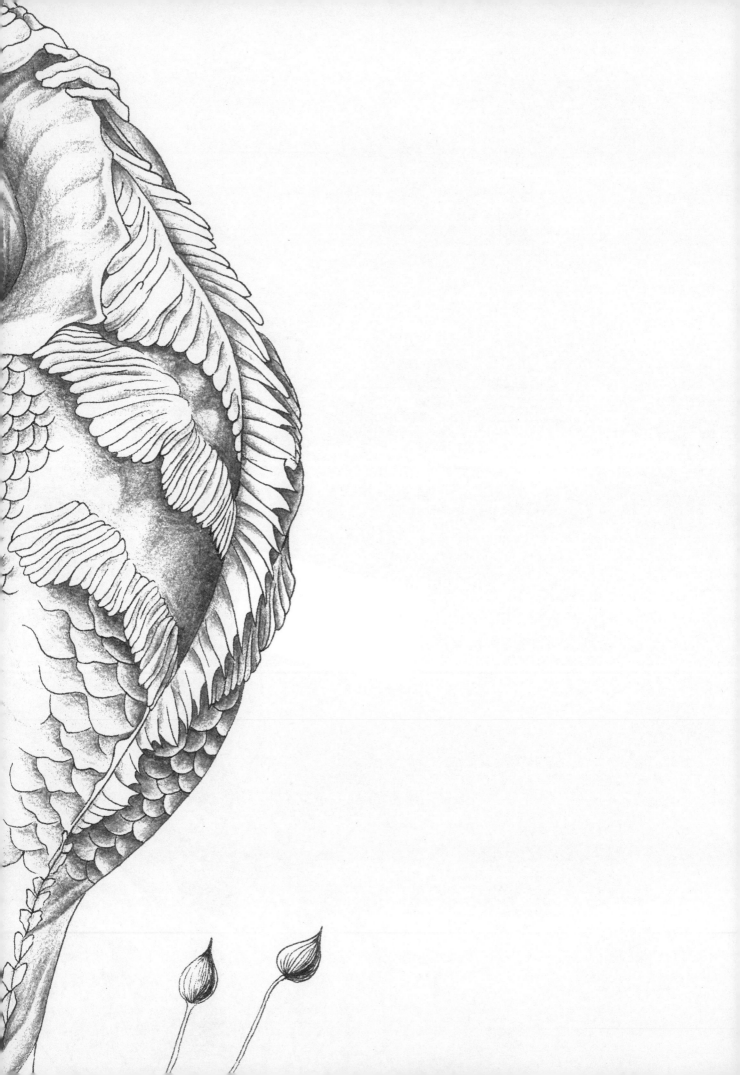

零基础绘图学解剖

主　编　隋鸿锦　　于胜波
副主编　李菲菲　　张文涵
　　　　张健飞　　李　哲

编　者　（以姓氏笔画为序）　　　　　　绘画

于胜波　（大连医科大学）　　　　　孙诗竹　（大连医科大学）
马　威　（大连医科大学）　　　　　曾金萍　（大连医科大学）
王亚云　（空军医科大学）　　　　　石　好　（大连医科大学）
方　璇　（北京大学）　　　　　　　孙郁萌　（大连医科大学）
孙诗竹　（大连医科大学）　　　　　孙嘉忆　（大连医科大学）
李　哲　（广东医科大学）　　　　　刘　千　（大连医科大学）
李菲菲　（大连医科大学）　　　　　张思怡　（大连医科大学）
迟彦艳　（大连医科大学）　　　　　杜佳蓉　（大连医科大学）
张　艳　（北京大学）　　　　　　　高天阳　（大连医科大学）
张文涵　（大连医科大学）　　　　　郭佳儒　（大连医科大学）
张志宏　（大连医科大学）
张健飞　（大连医科大学）
范　凯　（大连医科大学）
郑　楠　（大连医科大学）
淳　璞　（大连医科大学）
隋鸿锦　（大连医科大学）
蔡　琳　（大连医科大学）

人民卫生出版社
·北京·

图书在版编目（CIP）数据

零基础绘图学解剖 / 隋鸿锦，于胜波主编 . —北京：
人民卫生出版社，2020.7
ISBN 978-7-117-30330-9

Ⅰ.①零… Ⅱ.①隋…②于… Ⅲ.①人体解剖学 —
图集 Ⅳ.①R322-64

中国版本图书馆 CIP 数据核字（2020）第 148247 号

人卫智网	www.ipmph.com	医学教育、学术、考试、健康， 购书智慧智能综合服务平台
人卫官网	www.pmph.com	人卫官方资讯发布平台

零基础绘图学解剖
Lingjichu Huitu Xuejiepou

主　　编：隋鸿锦　　于胜波
出版发行：人民卫生出版社（中继线 010-59780011）
地　　址：北京市朝阳区潘家园南里 19 号
邮　　编：100021
E - mail：pmph @ pmph.com
购书热线：010-59787592　010-59787584　010-65264830
印　　刷：三河市潮河印业有限公司
经　　销：新华书店
开　　本：889×1194　1/16　　印张：17
字　　数：539 千字
版　　次：2020 年 7 月第 1 版
印　　次：2020 年 9 月第 1 次印刷
标准书号：ISBN 978-7-117-30330-9
定　　价：88.00 元
打击盗版举报电话：010-59787491　E-mail：WQ @ pmph.com
质量问题联系电话：010-59787234　E-mail：zhiliang @ pmph.com

人体解剖学是重要的医学基础课程，属于形态学范畴。对于形态学科的学习，学生普遍反映难懂、难记。因此在人体解剖学的教学过程中，实物标本、模型、教具、图片及绘图对于学生的理解及记忆非常重要。常常一幅好的图片的教学效果要远远超过很多文字的详尽描述。

近年来，多媒体技术、数字化技术的发展为解剖学等形态学科的教学带来了"福音"。PPT、视频、数字化模型、虚拟现实技术等不仅使解剖学的课程变得直观、易懂、有趣，更为教师备课带来了极大的便利。

随着新技术的发展，在新技术应用的同时，如何继承和发扬传统教与学的方法，逐渐成为一个需要正视的新课题。

对于医学生而言，通过绘图学习人体解剖学，不仅可以提升学习兴趣，还可以加强对内容的理解和记忆，是一种科学的学习解剖学的好方法。

对于解剖学教师而言，绘图可以说是一个基本功。在授课过程中，边讲课边绘图是重要的传统教学方法之一。在课堂上，随着授课内容的不断进行，边绘边讲，由简单到复杂，循序渐进，不仅有利于学生的理解和记忆，更能提升学生们的听课兴趣，吸引学生们的注意力。因此绘图教学法在当今现代化教学手段大行其道的解剖学课堂上，仍然具有旺盛的生命力和不可替代的教学作用。

大连医科大学、广东医科大学、空军医科大学和北京大学的解剖学老师们，将多年来在教学中经常使用的板书绘图进行收集、整理、修改，并根据教学大纲和教学中的重点及难点研发了一批新的板书绘图，汇集成书。本书的内容包括系统解剖学和局部解剖学两部分。为了便于广大读者的学习和理解，本书在编写过程中将每一幅图片，按照授课内容由浅入深的讲解顺序，进行合理拆分，同时配有相应的授课内容概述。读者可以根据本书建议的顺序进行绘图，在绘图的同时理解和记忆解剖学的结构。

中国解剖学会自 2018 年起，举办每年一届的"全国医学生解剖绘图大赛"，每年参加比赛的学校接近 200 所。因该项比赛贴近学生校园文化生活，能够有效地激发学生学习解剖学的积极性，所以深受广大教师和同学的欢迎。本书也选登了第一届和第二届比赛的部分获奖作品，以便更好地推动解剖学绘图活动的开展，活跃校园文化活动，发现人才，同时也更有利于同学们学习解剖学。

本书的读者对象主要为医学生、研究生、解剖学青年教师，以及解剖学爱好者。

需要说明的是，本书名为《零基础绘图学解剖》，是为了满足人体解剖学的教学和学习的需要，而非是绘图技法的研究，力求适合解剖学教与学的实际需求，而不求绘图技巧的专业性。这样也可以鼓励更多没有绘图技巧，甚至是零基础的青年老师，可以通过本书的学习，在课堂上大胆地举起粉笔。另外，本书的主要目的是帮助读者获得解剖学的教与学的方法，激发对解剖学的兴趣，并非代替解剖学教材。对解剖学的系统性知识的掌握，还需要读者加强解剖学专业教材的学习。

由于编者的水平有限，书中一定存在许多缺点和不足，内容上也难免挂一漏万，衷心欢迎各位解剖学同道，医学生和读者们提出宝贵的意见，以便为今后的修订和再版工作提供依据，使本书的质量不断提高和日臻完善。

如何培养新时代的高素质医学人才是当今医学教育的重要课题。在面向 21 世纪的教学改革的滚滚洪流中，愿本书能成为其中一朵晶莹的水花。如此，则幸莫大焉！

在此特别感谢河北医科大学崔慧先教授、复旦大学医学院李瑞锡教授、南方医科大学欧阳钧教授对本书编写提出的宝贵意见，并为本书最终确定书名。感谢全体参编老师的辛勤努力！

隋鸿锦

2020 年 7 月于大连

目录

第一部分
系统解剖学

第五章 神经系统

第二部分
局部解剖学

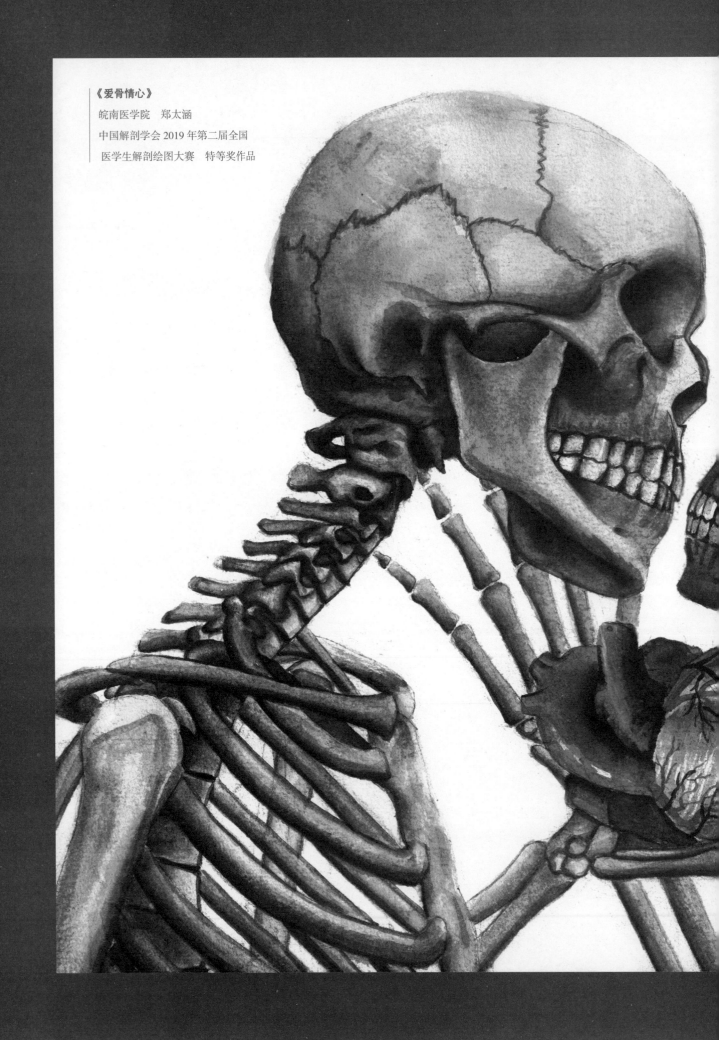

《爱骨情心》

皖南医学院　郑太涵

中国解剖学会 2019 年第二届全国

医学生解剖绘图大赛　特等奖作品

《爱骨情心》

皖南医学院　郑太涵

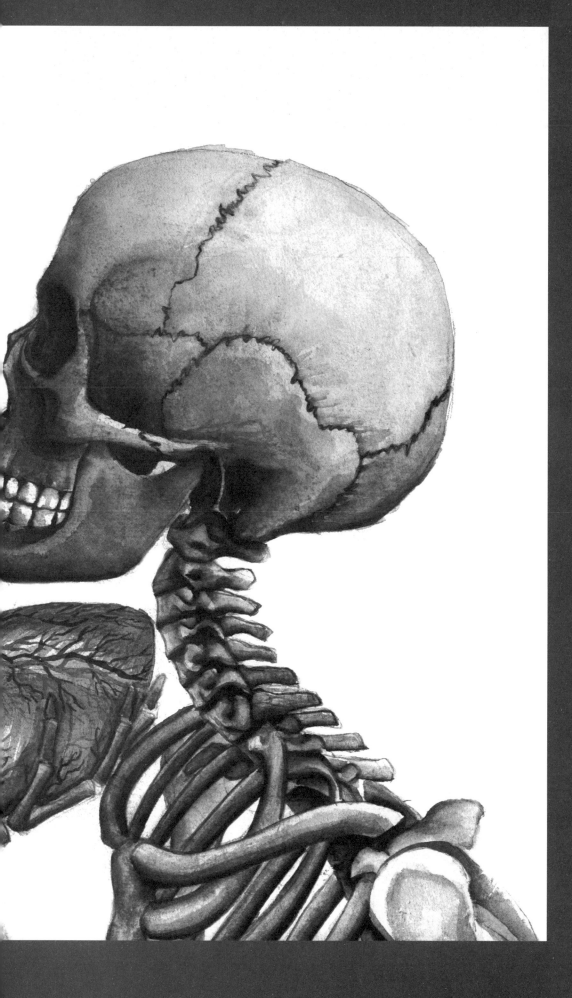

第一章

运动系统

图 1-1-1 胸骨

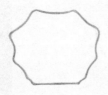

图 1-1-1A

胸骨上部为胸骨柄。其外形近似呈六边形,上缘为颈静脉切迹,其外上方卵圆形的关节面为锁切迹。胸骨柄外侧缘的上部凹陷为第 1 肋切迹,其下部有半个切迹参与形成第 2 肋切迹。

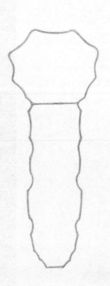

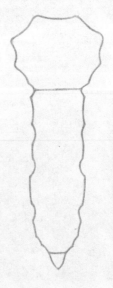

图 1-1-1B

胸骨柄下方的狭长方形骨板为胸骨体。胸骨体外侧缘的上端有半个切迹参与形成第 2 肋切迹,下端的半个切迹参与形成第 7 肋切迹。此外,胸骨体外侧缘由上向下有完整的第 3~6 肋切迹。胸骨柄与胸骨体的连结处为胸骨角。

图 1-1-1C

胸骨体的下方为剑突。剑突外侧缘的上端有半个切迹参与形成第 7 肋切迹。

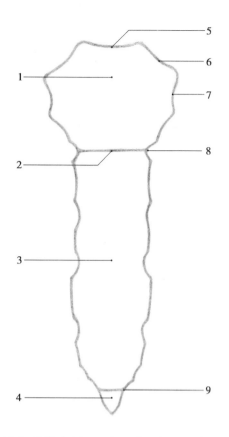

图 1-1-1　胸骨

1. 胸骨柄
2. 胸骨角
3. 胸骨体
4. 剑突
5. 颈静脉切迹
6. 锁切迹
7. 第一肋切迹
8. 第二肋切迹
9. 第 7 肋切迹

　　胸骨为长方形的扁骨,上宽下窄,位于胸廓前壁的正中部。锁切迹与锁骨的胸骨端相关节,第 1~7 肋切迹与相应的肋软骨相连结。胸骨柄与胸骨体的连接处微向前突,为胸骨角,可在体表扣及,其两侧正对第 2 肋,是计数肋的重要标志。

图 1-1-2　颅侧面观

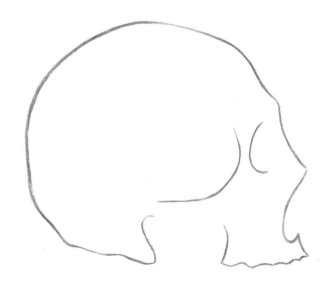

图 1-1-2A

颅骨的侧面观,主要由前方的额骨、鼻骨、上颌骨、颧骨,上方的顶骨,后方的枕骨,以及侧方的颞骨和蝶骨构成。

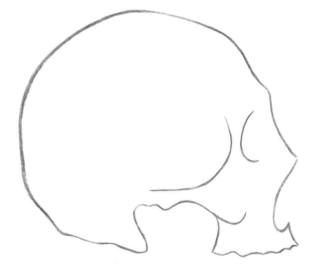

图 1-1-2B

颧骨的颞突、颞骨的颧突构成的弓形板,称为颧弓。颧弓后端的凹窝为下颌窝,其前方凸起为关节结节,两者与下颌骨的下颌头共同形成颞下颌关节。

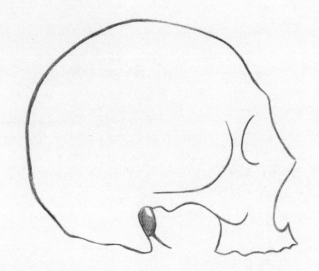

图1-1-2C

颞骨下部肥厚的突起为乳突,乳突的前方为属于颞骨鼓部的外耳门,鼓部的后下部,有向前下方细长的锥状突起,为茎突。

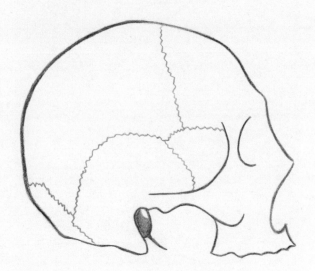

图1-1-2D

颅骨的侧面观可见相邻脑颅骨之间形成的缝隙连结,其中额骨、顶骨、颞骨、蝶骨之间形成一"H"形的缝,称为翼点。

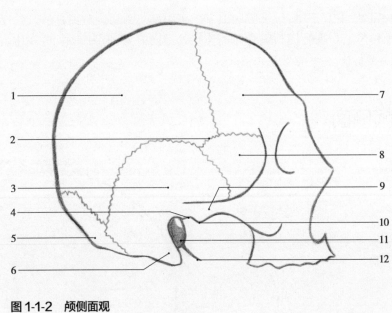

图1-1-2 颅侧面观

1. 顶骨	2. 翼点	3. 颞骨
4. 下颌窝	5. 枕骨	6. 乳突
7. 额骨	8. 蝶骨	9. 颧弓
10. 关节结节	11. 外耳门	12. 茎突

翼点为额骨、顶骨、颞骨、蝶骨之间形成的"H"形缝所在的区域,为外科的重要标志,此处相对应的颅内面有脑膜中动脉前支通过,骨折时易损伤该动脉。

图 1-1-3　颅底内面观

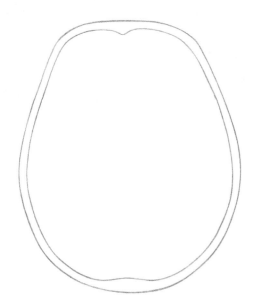

图 1-1-3A

颅骨的内、外两层为骨密质构成的内板、外板,两者之间的松质为板障。参与构成颅腔周围的脑颅骨包括前方的额骨,侧面的蝶骨、颞骨,后方的枕骨。

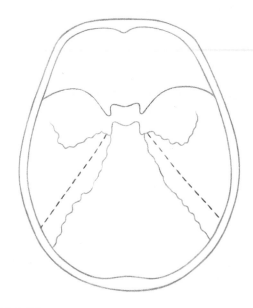

图 1-1-3B

颅底内面可分为前、中、后三个颅窝。蝶骨小翼后缘之前为颅前窝;蝶骨小翼后缘与颞骨岩部上缘及鞍背之间为颅中窝;颞骨岩部上缘及鞍背之后为颅后窝。

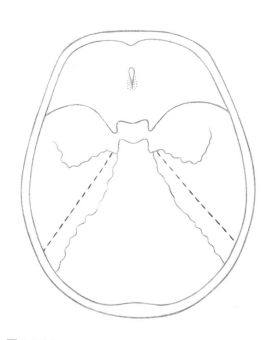

图 1-1-3C

颅前窝中线的偏前部有薄片状的突起,为鸡冠,其两侧可见筛孔,有嗅神经通过。

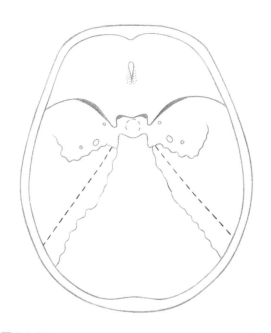

图 1-1-3D

颅中窝中央处的凹窝为垂体窝,垂体窝的前外侧有视神经管与眶相通。蝶骨小翼后缘的内侧部下方有眶上裂与眶相通,眶上裂的后外方由前向后依次排列有圆孔、卵圆孔、棘孔。

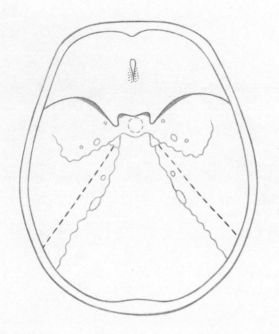

图 1-1-3E

蝶骨、颞骨和枕骨结合部围成破裂孔。颞骨岩部的表面可见内耳门,位于内耳门后外方,岩部与枕骨之间结合处有颈静脉孔。

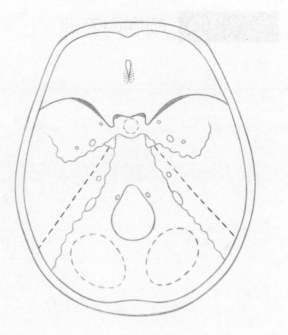

图 1-1-3F

颅后窝的中央有枕骨大孔,枕骨大孔前部的外侧可见舌下神经管的内口。枕骨大孔的后外方有小脑窝。

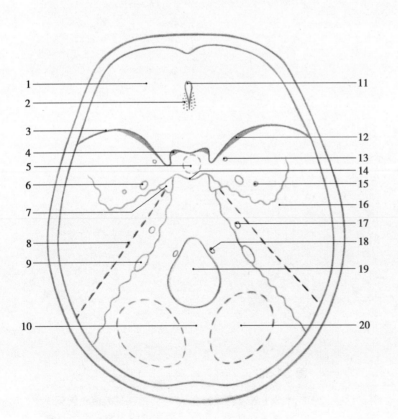

图 1-1-3　颅底内面观

1. 颅前窝
2. 筛板及筛孔
3. 蝶骨小翼后缘
4. 视神经管
5. 垂体窝
6. 卵圆孔
7. 破裂孔
8. 颞骨岩部上缘
9. 颈静脉孔
10. 颅后窝
11. 鸡冠
12. 眶上裂
13. 圆孔
14. 鞍背
15. 棘孔
16. 颅中窝
17. 内耳门
18. 舌下神经管内口
19. 枕骨大孔
20. 小脑窝

　　颅底内面凹凸不平,并有较多的孔和裂,神经和血管可借这些孔、裂进出颅腔。当颅底出现骨折时,会损伤到孔、裂处穿行的神经,并出现相应的临床症状。枕骨大孔向下与椎管相通,为颅腔内的脑与椎管内的脊髓的分界。

图 1-1-4 关节的基本结构

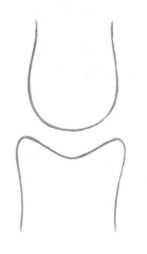

图 1-1-4A

关节面为彼此相关节的两个骨面，多为一凸一凹。

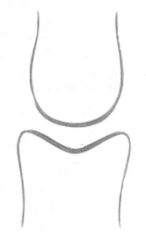

图 1-1-4B

关节面表面覆盖一层关节软骨。

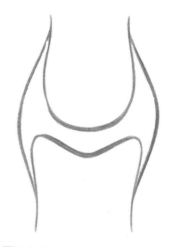

图 1-1-4C

关节囊的外层为纤维膜，附着于关节的周围，封闭关节腔。

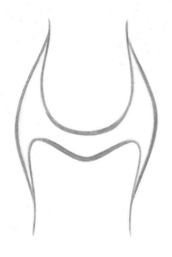

图 1-1-4D

关节囊的内层为滑膜层。

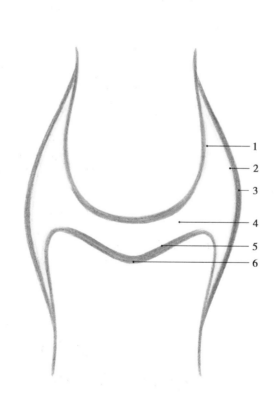

图 1-1-4 关节的基本结构

1. 关节囊滑膜层脏层
2. 关节囊滑膜层壁层
3. 关节囊纤维层
4. 关节腔
5. 关节软骨
6. 关节面

　　滑膜关节是骨连结的最高分化形式，关节的相对骨面互相分离，具有充以滑液的腔隙，借其周围的结缔组织相连结，通常具有较大的活动性。滑膜关节的基本结构包括关节面、关节囊和关节腔，其中关节囊外层为纤维膜，内层为滑膜。

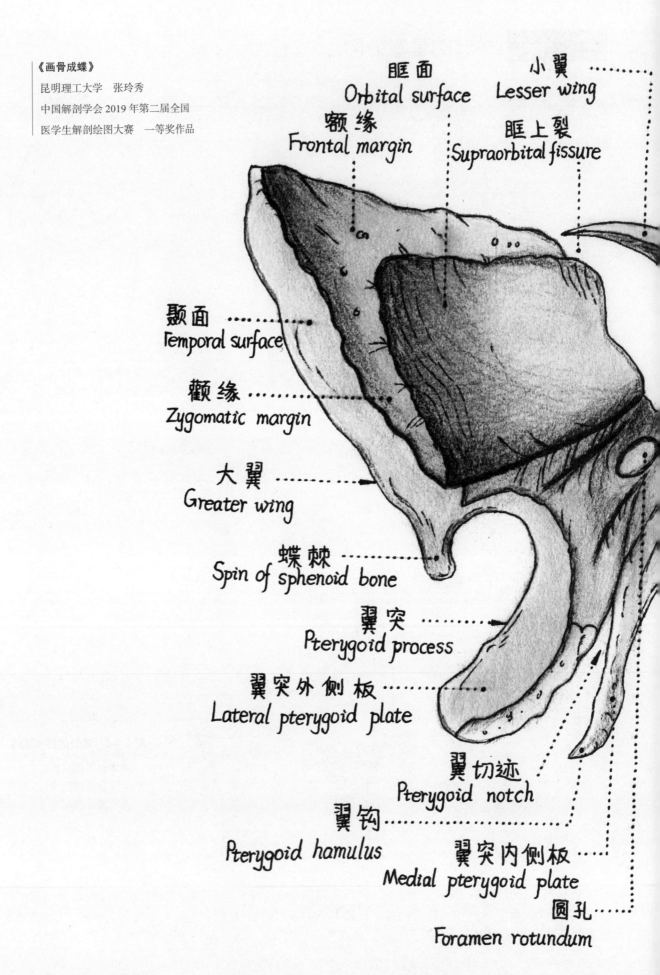

《画骨成蝶》

昆明理工大学　张玲秀

中国解剖学会 2019 年第二届全国

医学生解剖绘图大赛　一等奖作品

眶面
Orbital surface

小翼
Lesser wing

额缘
Frontal margin

眶上裂
Supraorbital fissure

颞面
Temporal surface

颧缘
Zygomatic margin

大翼
Greater wing

蝶棘
Spin of sphenoid bone

翼突
Pterygoid process

翼突外侧板
Lateral pterygoid plate

翼切迹
Pterygoid notch

翼钩
Pterygoid hamulus

翼突内侧板
Medial pterygoid plate

圆孔
Foramen rotundum

视神经孔
Optic foramen

蝶窦口
Aperture of sphenoidal sinus

蝶嘴
Sphenoidal rostrum

鞘突
Vaginal process

翼管
Pterygoid canal

图 1-1-5 关节的运动

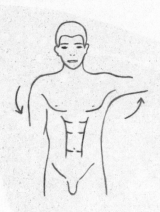

图 1-1-5A

在解剖学姿势下，肢体沿矢状轴所做运动，以肩关节为例，上肢靠近躯干为内收，远离躯干为外展。

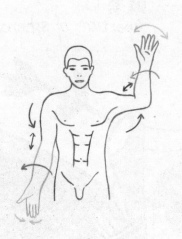

图 1-1-5B

肢体沿冠状轴所做运动，以肘关节为例，运动时臂与前臂骨角度变小为屈，角度增大为伸。

手指的收展运动以中指为参照，靠近中指为收，远离中指为展。

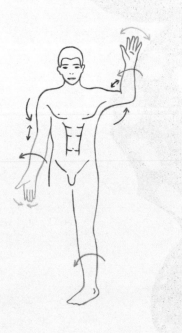

图 1-1-5C

肢体沿垂直轴所做运动，肢体前面靠近躯干为旋内，前臂的旋内又称旋前。

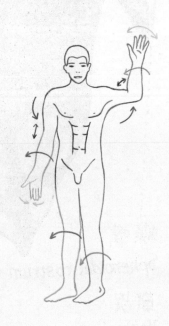

图 1-1-5D

肢体沿垂直轴所做运动，肢体前面远离躯干为旋外，前臂的旋外又称旋后。

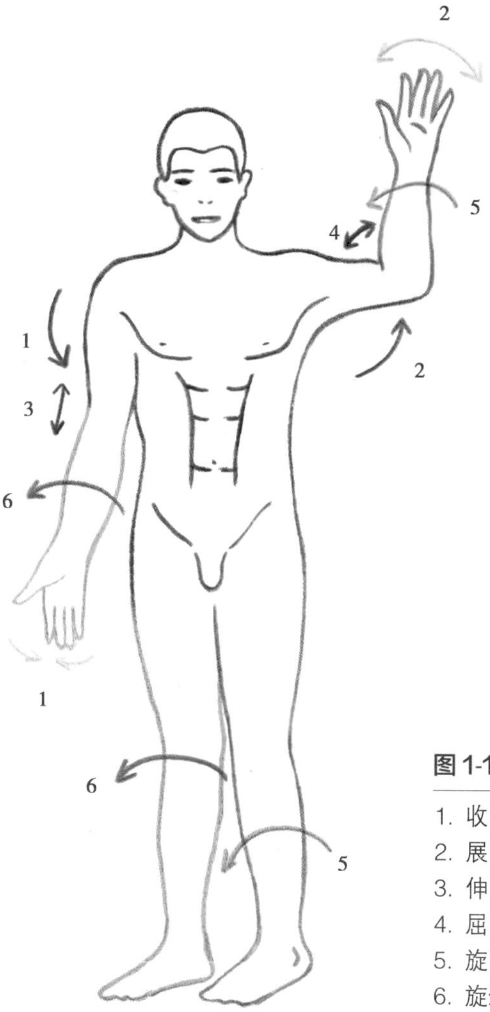

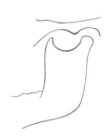

图 1-1-5 关节的运动

1. 收
2. 展
3. 伸
4. 屈
5. 旋内（在前臂也称旋前）
6. 旋外（在前臂也称旋后）

　　滑膜关节的运动基本上是沿三个互相垂直的轴所作的运动,即矢状轴、冠状轴和垂直轴。关节面的复杂形态、运动轴的数量和位置,决定了关节的运动形式和范围。滑膜关节的主要运动形式有屈伸、收展、旋转、环转等。

图 1-1-6 颞下颌关节

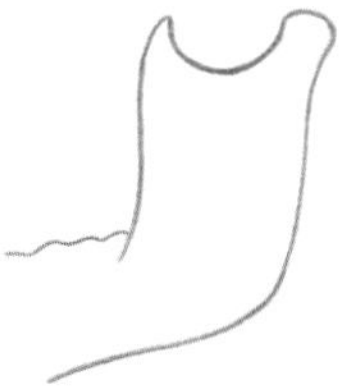

图 1-1-6A

下颌骨的下颌支上端有两个突起,前方为冠突,后方为髁突,髁突上端的膨大为下颌头,头下方较细处为下颌颈。

图 1-1-6B

颧弓后端下面的深窝为下颌窝,下颌窝前方的突起为关节结节。

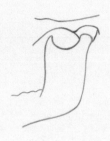

图 1-1-6C

下颌骨的下颌头与颞骨的下颌窝、关节结节,周围包绕着关节囊,形成颞下颌关节。

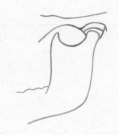

图 1-1-6D

颞下颌关节内有纤维软骨构成的关节盘,其周缘与关节囊相连,将关节腔分为上、下两部分。

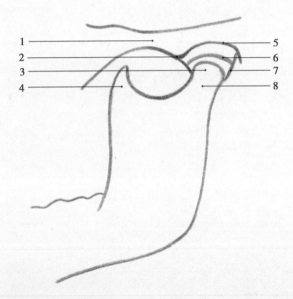

图 1-1-6 颞下颌关节

1. 颧弓	2. 关节结节	3. 髁突
4. 冠突	5. 下颌窝	6. 关节盘
7. 关节囊	8. 髁突	

颞下颌关节属于联合关节,两侧必须同时运动。下颌骨可作上提、下降、前进、后退和侧方运动。其中,下颌骨的上提和下降运动发生在下关节腔,前进和后退运动发生在上关节腔,侧方运动是一侧的下颌头对关节盘做旋转运动,而对侧的下颌头和关节盘一起对关节窝作前进动作。

图 1-1-7 胸锁关节

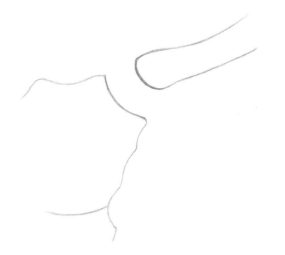

图 1-1-7A

胸骨柄外上方卵圆形的关节面为锁切迹;锁骨的内侧端为向内下方的胸骨关节面。

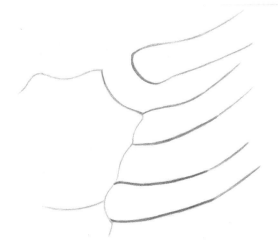

图 1-1-7B

第 1 肋软骨内侧端与胸骨柄的第 1 肋切迹相结合,第 2 肋软骨内侧端连结于胸骨角。

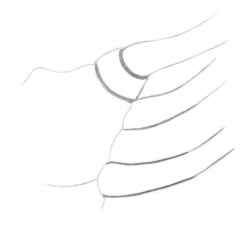

图 1-1-7C

锁骨的胸骨端、胸骨柄的锁切迹以及第 1 肋软骨构成胸锁关节。其关节面均覆盖一层纤维软骨,关节囊附着于关节的周围。

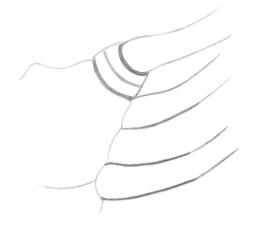

图 1-1-7D

胸锁关节的关节腔内有纤维软骨构成的关节盘,近似圆盘状,将关节腔分为两部分,可使关节头和关节窝相适应。

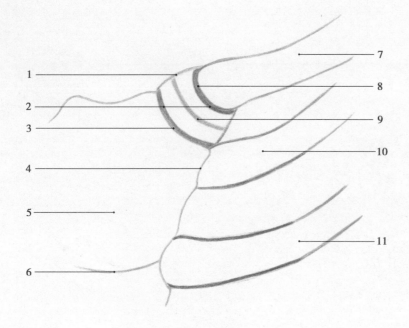

图 1-1-7　胸锁关节

1. 关节囊
2. 关节软骨
3. 锁切迹
4. 第一肋切迹
5. 胸骨柄
6. 胸骨角
7. 锁骨
8. 胸骨关节面
9. 关节盘
10. 第一肋
11. 第二肋

　　胸锁关节是上肢骨与躯干骨连结的唯一关节,可沿矢状轴做上、下运动;沿垂直轴作前、后运动;沿额状轴做旋转运动。另外,胸锁关节还可做环转运动。胸锁关节的活动度虽小,但以此为支点扩大了上肢的活动范围。

图 1-1-8　桡腕关节

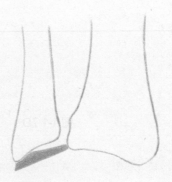

图 1-1-8A

桡骨下端内侧面半圆形的凹面为尺切迹,尺骨下端外侧球形膨大为尺骨头,其周缘为光滑的环状关节面,与桡骨的尺切迹结合。尺骨下端后内侧突起为尺骨茎突,其外侧有纤维软骨构成的关节盘附着,关节盘的外侧附着于桡骨的尺切迹下缘。

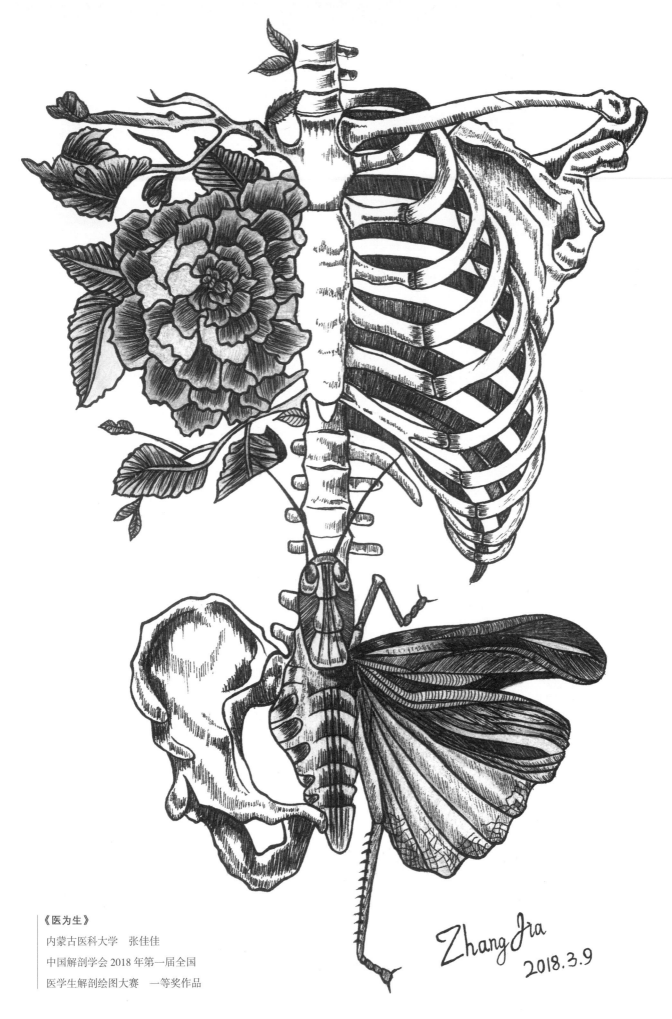

《医为生》

内蒙古医科大学　张佳佳

中国解剖学会 2018 年第一届全国

医学生解剖绘图大赛　一等奖作品

Zhang Jra

2018.3.9

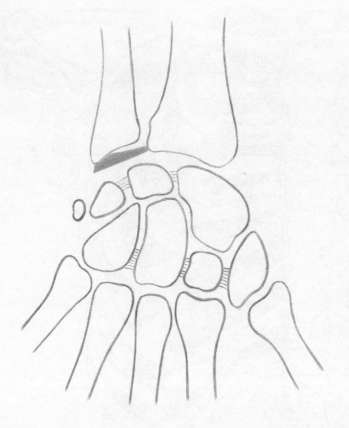

图 1-1-8B

腕骨共有8块,分远、近两列位于桡骨、尺骨的远侧。由外侧向内侧,腕骨的近侧列有手舟骨、月骨、三角骨、豌豆骨;远侧列有大多角骨、小多角骨、头状骨、钩骨。相邻的腕骨间由韧带相连。

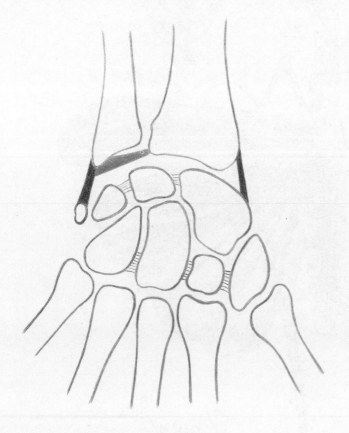

图 1-1-8C

桡腕关节的关节窝光滑而凹陷,由桡骨的腕关节面和关节盘的下面构成;关节头光滑而突隆,呈横椭圆形,由手舟骨、月骨和三角骨的上面构成。关节囊附着于关节的周围,关节腔宽广。

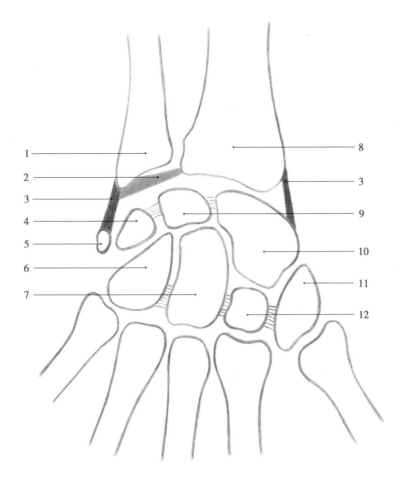

图 1-1-8 桡腕关节

1. 尺骨
2. 关节盘
3. 关节囊
4. 三角骨
5. 豌豆骨
6. 钩骨
7. 头状骨
8. 桡骨
9. 月状骨
10. 手舟骨
11. 大多角骨
12. 小多角骨

桡腕关节可沿冠状轴做屈、伸运动,在矢状轴上可做收、展运动,此外,桡腕关节还可做环状运动。

图 1-1-9 骶结节韧带、骶棘韧带(前面观)

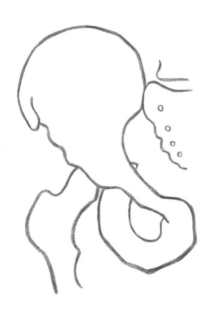

图 1-1-9A

右侧髋骨前面观,骶骨和髂骨经骶髂关节相连结,髋骨和股骨经髋关节相连结,坐骨后缘有三角形的突起为坐骨棘,坐骨后下部骨质粗糙而肥厚的部分为坐骨结节。

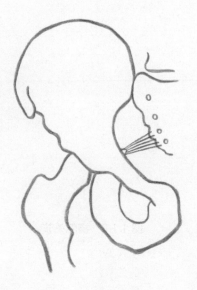

图 1-1-9B

骶棘韧带,呈三角形,起自骶骨和尾骨的外侧缘,向外方止于坐骨棘。骶棘韧带和坐骨棘构成坐骨大孔的下界。

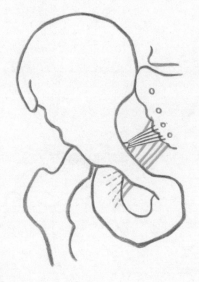

图 1-1-9C

骶结节韧带,呈扇形,位于骨盆的后下部,起自骶骨和尾骨的外侧缘,斜向外下方,经骶棘韧带的后方,止于坐骨结节的内侧缘。

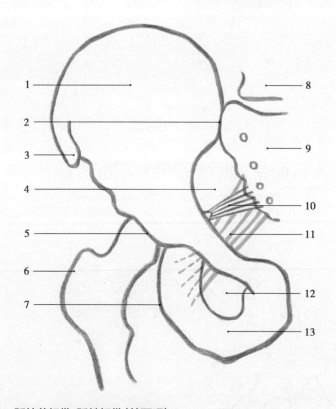

图 1-1-9 骶结节韧带、骶棘韧带(前面观)

1. 髂骨	2. 骶髂关节	3. 髂前上棘	4. 坐骨大孔	5. 髋关节
6. 股骨大转子	7. 坐骨结节	8. 第5腰椎	9. 骶骨	10. 骶棘韧带
11. 骶结节韧带	12. 闭孔	13. 耻骨		

　　骶棘韧带、骶结节韧带与坐骨大切迹、坐骨棘、坐骨小切迹之间围成坐骨大孔和坐骨小孔,盆腔内的血管和神经通过相应的孔后到达臀部及会阴区。

图 1-1-10　骶结节韧带、骶棘韧带（后面观）

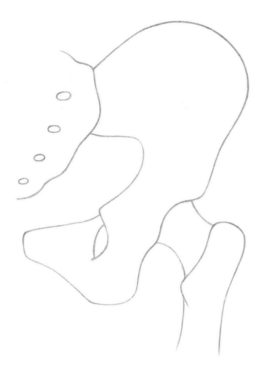

图 1-1-10A

右侧髋骨后面观,骶骨和髂骨经骶髂关节相连结,髋骨和股骨经髋关节相连结,坐骨后缘有三角形的突起为坐骨棘,其上、下方分别为坐骨大切迹和坐骨小切迹。坐骨后下部骨质粗糙而肥厚的部分为坐骨结节。

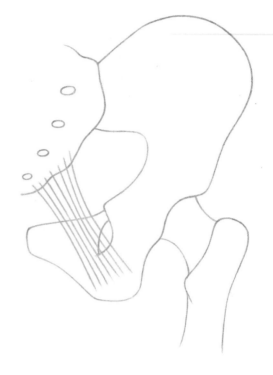

图 1-1-10B

骶结节韧带,呈扇形,位于骨盆的后下部,起自骶骨和尾骨的外侧缘,斜向外下方,止于坐骨结节的内侧缘。

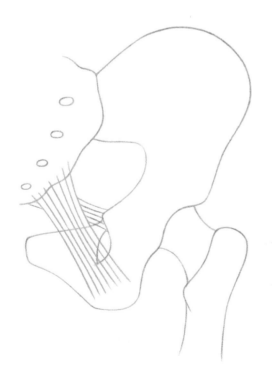

图 1-1-10C

骶棘韧带,呈三角形,起自骶骨和尾骨的外侧缘,向外经骶结节韧带的前方,止于坐骨棘。骶棘韧带和坐骨棘构成坐骨大孔的下界。

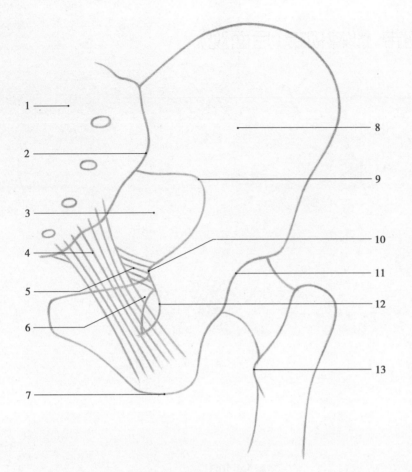

图 1-1-10 骶结节韧带、骶棘韧带（后面观）

1. 骶骨
2. 骶髂关节
3. 坐骨大孔
4. 骶结节韧带
5. 骶棘韧带
6. 坐骨小孔
7. 坐骨结节
8. 髂骨
9. 坐骨大切迹
10. 坐骨棘
11. 髋关节
12. 坐骨小切迹
13. 小转子

　　骶棘韧带、骶结节韧带与坐骨大切迹、坐骨棘、坐骨小切迹之间围成坐骨大孔和坐骨小孔，盆腔内的血管和神经通过相应的孔后到达臀部及会阴区。

图 1-1-11 腱鞘

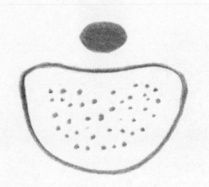

图 1-1-11A

人体的腕、踝、手指和足趾等活动较大的部位，肌腱近骨面走行。

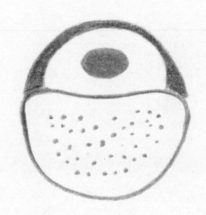

图 1-1-11B

包围在肌腱表面的鞘管为腱鞘，其外层为附着于骨的纤维层，由深筋膜增厚形成。

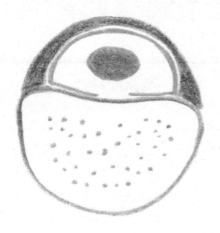

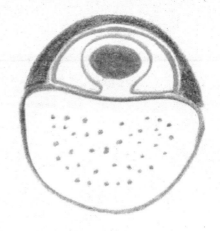

图 1-1-11C

腱鞘的内层为滑膜层,其中贴覆在纤维层和骨表面的部分为滑膜层的壁层。

图 1-1-11D

包在肌腱表面的部分为滑膜层的脏层。滑膜层的壁层和脏层相互移行,构成双层圆筒形的鞘,并共同围成一封闭的腔。

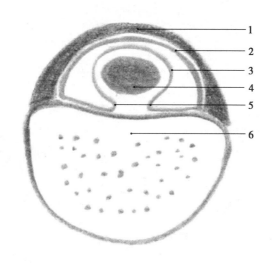

图 1-1-11 腱鞘

1. 腱鞘纤维层   2. 腱鞘壁层滑膜层
3. 腱鞘脏层滑膜层   4. 肌腱
5. 腱系膜   6. 骨

　　腱鞘是包围在肌腱外面的鞘管,存在于人体活动较大的部位。腱鞘分为两层,外层为纤维层又称腱纤维鞘,起到滑车和约束肌腱的作用;内层为滑膜层又称腱滑膜鞘,位于腱纤维鞘内。滑膜层又分为相互移行的壁层和脏层,两层之间含有少量滑液,使肌腱在鞘内自由滑动。滑膜层从骨面移行到肌腱的部分为腱系膜,其中有供应肌腱的血管通过。如手指用力不当或长期过度运动,可导致腱鞘损伤,称为腱鞘炎。

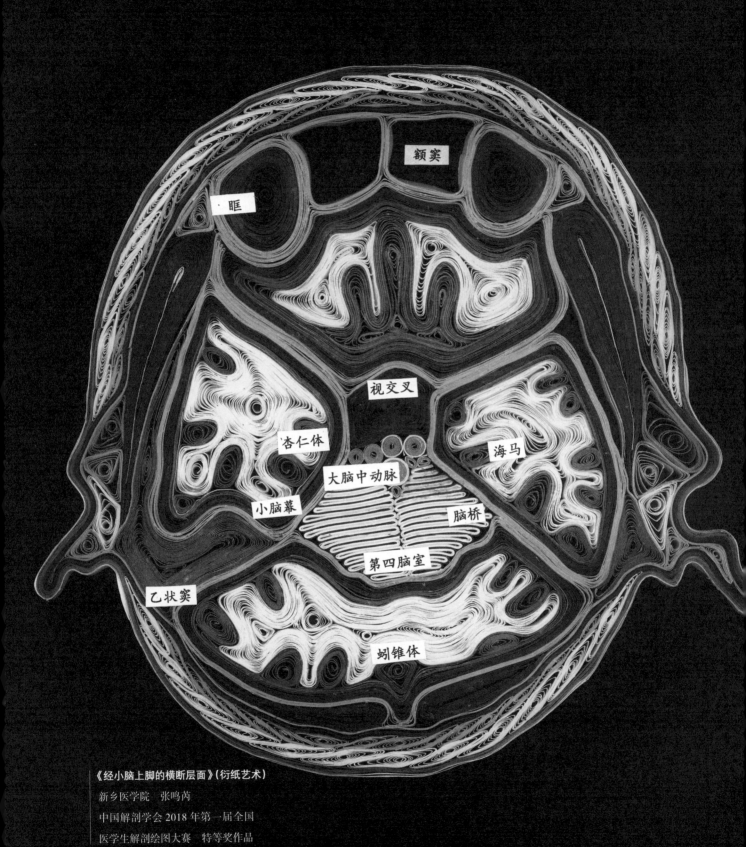

《经小脑上脚的横断层面》(衍纸艺术)

新乡医学院　张鸣芮

中国解剖学会 2018 年第一届全国

医学生解剖绘图大赛　特等奖作品

图 1-1-12 上肢带肌（后面观）

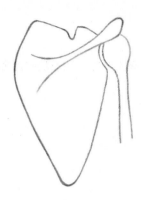

图 1-1-12A

肩胛骨背侧面上部有一横嵴,为肩胛冈,其上、下方的浅窝分别为冈上窝和冈下窝。肩胛冈向外侧的扁平延伸为肩峰。肩胛骨的关节盂和肱骨头构成肩关节。

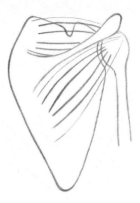

图 1-1-12B

冈上肌位于冈上窝内,肌束向外上方经肩峰深面止于肱骨大结节;冈下肌位于冈下窝,肌束向外经肩关节后方止于肱骨大结节。

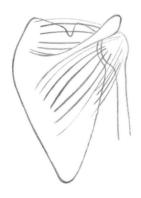

图 1-1-12C

小圆肌呈圆柱形,位于冈下肌的下方,起自肩胛骨外侧缘背面,肌束向外止于肱骨大结节。

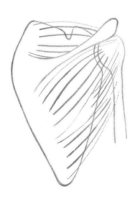

图 1-1-12D

大圆肌呈圆柱形,位于冈下肌、小圆肌的下方,起自肩胛骨下角及外侧缘背面,肌束向外上方止于肱骨前面的肱骨小结节嵴。

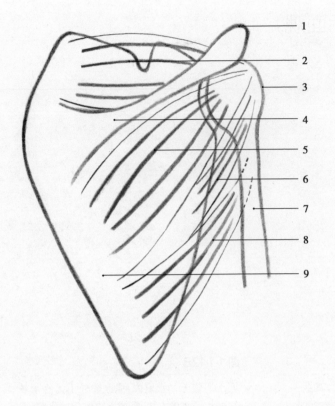

图 1-1-12　上肢带肌（后面观）

1. 肩峰
2. 冈上肌
3. 肱骨大结节
4. 肩胛冈
5. 冈下肌
6. 小圆肌
7. 肱骨
8. 大圆肌
9. 肩胛骨

　　冈上肌收缩可使肱骨外展、轻微旋外；冈下肌收缩可使肱骨旋外；小圆肌收缩使肱骨后伸、旋外；大圆肌收缩使肱骨后伸、内收并旋内。

图 1-1-13　肱二头肌

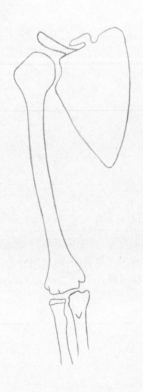

图 1-1-13A

肩胛骨腹侧面上缘的指状突起为喙突，外侧角朝向外侧方的浅窝为关节盂，其上方的粗糙隆起为盂上结节。肱骨上端有呈半球形的肱骨头。桡骨颈的内下突起为桡骨粗隆。关节盂和肱骨头构成肩关节；肱骨下端和桡骨、尺骨上端构成肘关节。

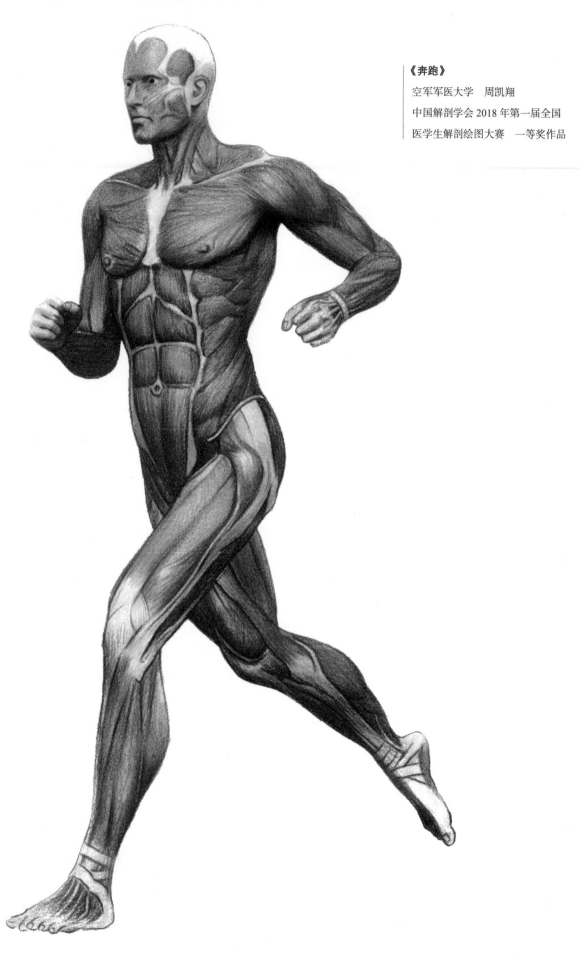

《奔跑》

空军军医大学　周凯翔

中国解剖学会 2018 年第一届全国

医学生解剖绘图大赛　一等奖作品

周凯翔

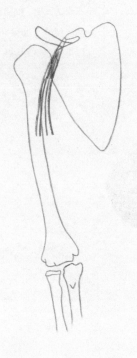

图 1-1-13B

肱二头肌短头起自肩胛骨喙突。

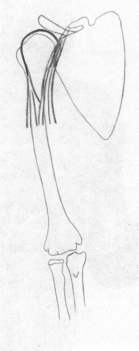

图 1-1-13C

肱二头肌长头以长腱起自肩胛骨的盂上结节,先向外再向下走行,约至肱骨外科颈高度时移行为肌束。

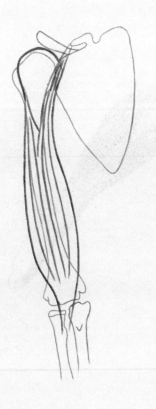

图 1-1-13D

肱二头肌长、短两头于肱骨中点处愈合,形成纺锤状的肌腹,肌腹向下移行为肱二头肌肌腱和腱膜,肌腱越过肘关节的前方,止于桡骨粗隆,腱膜止于前臂筋膜。

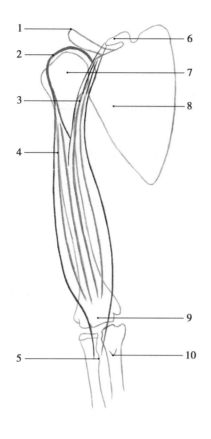

图 1-1-13　肱二头肌

1. 肩峰
2. 肱二头肌长头腱
3. 肱二头肌短头
4. 肱二头肌长头
5. 桡骨粗隆
6. 喙突
7. 肱骨头
8. 肩胛骨
9. 肱二头肌肌腱
10. 尺骨粗隆

　　肱二头肌肌腹下端形成肌腱和肱二头肌腱膜,腱膜离开肌腱斜向内下方,横架于肘窝上,移行于前臂深筋膜。肱二头肌收缩可使肩关节和肘关节前屈,在前臂旋前并同时肘关节屈曲状态下有强大的旋后作用。

图 1-1-14　喙肱肌、肱肌

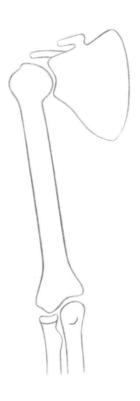

图 1-1-14A

肩胛骨腹侧面上缘的指状突起为喙突,外侧角朝向外侧方的浅窝为关节盂。肱骨上端有呈半球形的肱骨头。尺骨体的上端前面有一粗糙隆起为尺骨粗隆。关节盂和肱骨头构成肩关节;肱骨下端和桡骨、尺骨上端构成肘关节。

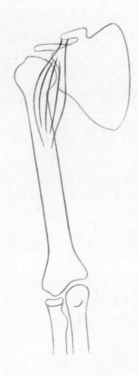

图 1-1-14B

喙肱肌位于臂部上 1/2 的
前内侧,起自肩胛骨喙突,
肌束斜向外下方,越过肩关
节,止于肱骨中部的内侧。

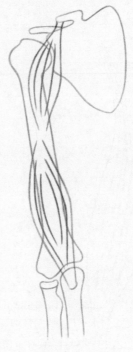

图 1-1-14C

肱肌位于臂部的下半部,起自
肱骨下 1/2 的前面,肌束向下
越过肘关节,止于尺骨粗隆。

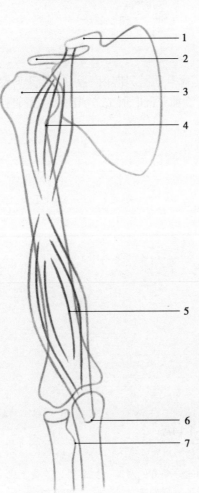

图 1-1-14　喙肱肌、肱肌

1. 喙突
2. 肩峰
3. 肱骨
4. 喙肱肌
5. 肱肌
6. 尺骨粗隆
7. 桡骨粗隆

　　喙肱肌收缩时可使肩关节前屈、内收。肱肌收缩时可使肘关节前屈。

图 1-1-15 肱三头肌

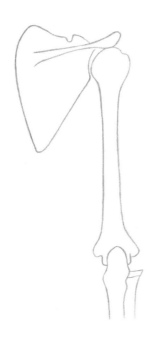

图 1-1-15A

肩胛骨背侧面,外角浅窝为关节盂,其下方的粗糙隆起为盂下结节。肱骨上端半球状的肱骨头与肩胛骨关节盂构成肩关节。尺骨上端后方的突起为鹰嘴。肱骨下端与尺骨、桡骨上端构成肘关节。

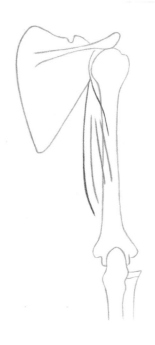

图 1-1-15B

肱三头肌长头起自肩胛骨的盂下结节,肌束向下越过肩关节。

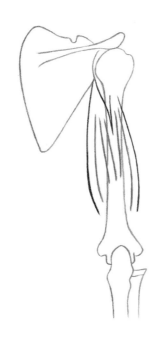

图 1-1-15C

肱三头肌外侧头起自肱骨后面,桡神经沟以上的区域,肌束向下与长头的肌束汇合。

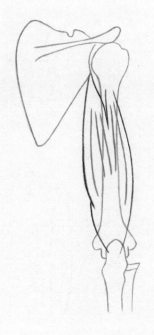

图 1-1-15D

肱三头肌内侧头起自肱骨后面,桡神经沟以下的区域,大部分肌纤维被长头及外侧头的肌纤维所遮盖。肱三头肌的三个头向下于肱骨后面下半部移行为扁腱,并越过肘关节的后方,止于尺骨鹰嘴。

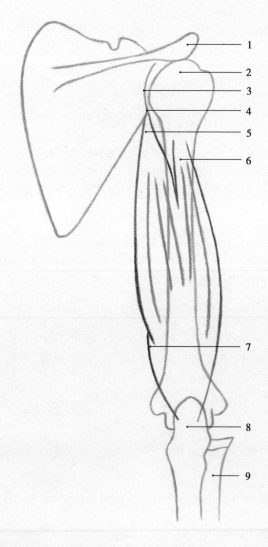

```
──── 1
──── 2
──── 3
──── 4
──── 5
──── 6



──── 7



──── 8

──── 9
```

图 1-1-15 肱三头肌

1. 肩峰
2. 肱骨头
3. 关节盂
4. 盂下结节
5. 肱三头肌长头
6. 肱三头肌外侧头
7. 肱三头肌内侧头
8. 尺骨鹰嘴
9. 桡骨

　　肱三头肌收缩可使肘关节后伸。因肱三头肌长头越过肩关节的后面,还可使肩关节后伸、内收。

图 1-1-16　旋前圆肌、旋前方肌

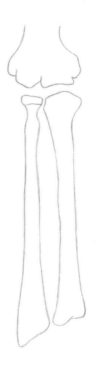

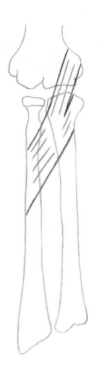

图 1-1-16A

肱骨下端外侧部球状突起为肱骨小头,内侧部滑车状的突起
为肱骨滑车,其内侧突起为内上髁。桡骨上端为桡骨头,其上
面有浅窝,与肱骨小头构成肱桡关节,尺骨上端的滑车切迹与
肱骨滑车构成肱尺关节。尺骨上端外侧有桡切迹,与桡骨头
的环状关节面构成桡尺近侧关节。

图 1-1-16B

旋前圆肌有两个起点:一个是肱头,起自肱骨内上髁,肌束
向外下方,越过肘关节;另一个是尺头,起自尺骨冠突内侧。
两头肌束均向外下方,汇合后止于桡骨中 1/3 的背面和外
侧面。

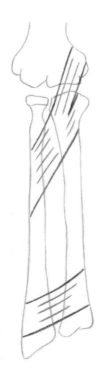

图 1-1-16C

旋前方肌为四方形的扁肌,位于前臂前面远侧
1/4 的前面,起自尺骨下 1/4 的前缘,肌束斜向
外方,微向下,止于桡骨下 1/4 的前面。

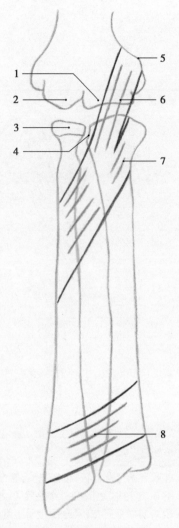

图 1-1-16 旋前圆肌、旋前方肌

1. 尺骨滑车
2. 肱骨小头
3. 桡骨小头环状关节面
4. 尺骨桡切迹
5. 肱骨内上髁
6. 旋前圆肌肱头
7. 旋前圆肌尺头
8. 旋前方肌

旋前圆肌和旋前方肌收缩均可使前臂旋前,因旋前圆肌的肱头越过肘关节的前方,旋前圆肌收缩时可辅助屈肘关节。

图 1-1-17 蚓状肌

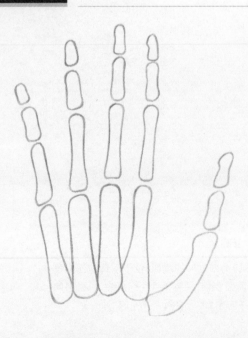

图 1-1-17A

右侧掌骨前面观,由桡侧向尺侧依次为第 1~5 掌骨,各掌骨近侧端为掌骨底,远侧端为掌骨头。拇指有近节、远节两节指骨,其他四指均有近节、中节和远节三节指骨。各节指骨的近侧端为指骨底,远侧端为指骨头。

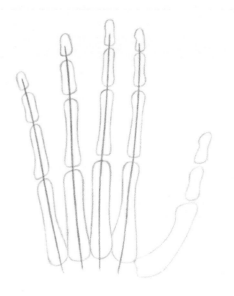

图 1-1-17B

指深屈肌腱共四条,通过腕管至手部,分别沿相应的掌骨及指骨的前面走行,止于相应的远节指骨底。

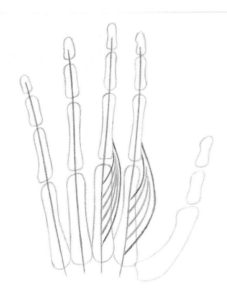

图 1-1-17C

第 1、2 蚓状肌分别起自第 1、2 指深屈肌腱的桡侧,肌束向指端方向移行为肌腱,绕过示指和中指的桡侧,最后移行于相应的指背腱膜。

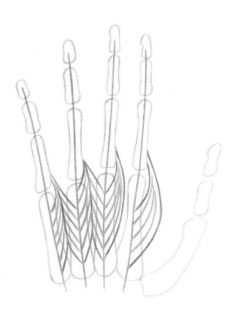

图 1-1-17D

第 3 蚓状肌起自第 2 指深屈肌腱的尺侧以及第 3 指深屈肌腱的桡侧;第 4 蚓状肌起自第 3 指深屈肌腱的尺侧以及第 4 指深屈肌腱的桡侧,肌束汇集后均向指端移行为肌腱,分别绕过环指和小指的桡侧,最后移行于相应的指背腱膜。

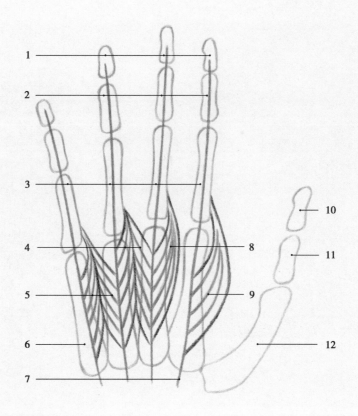

图 1-1-17　蚓状肌

1. 第 2~4 指远节指骨　　　2. 第 2~4 指中节指骨　　　3. 第 2~5 指近节指骨
4. 第 3 蚓状肌　　　　　　5. 第 4 蚓状肌　　　　　　6. 第 5 掌骨
7. 指深屈肌肌腱　　　　　8. 第 2 蚓状肌　　　　　　9. 第 1 蚓状肌
10. 拇指远节指骨　　　　　11. 拇指近节指骨　　　　　12. 第 1 掌骨

　　蚓状肌为蚯蚓状的长肌,共四块,位于手掌中部,各指深屈肌腱之间,收缩可屈第 2~5 指的掌指关节,伸第 2~5 指的指骨间关节。

图 1-1-18 　骨间掌侧肌

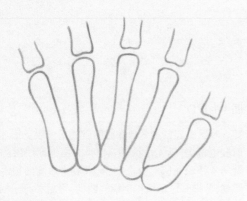

图 1-1-18A

右侧掌骨前面观,由桡侧向尺侧依次为第 1~5 掌骨,各掌骨近侧端为掌骨底,远侧端为掌骨头,各掌骨头分别与相应的近节指骨底构成掌指关节。

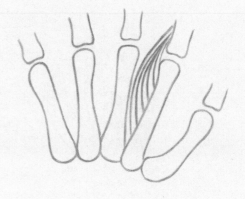

图 1-1-18B

第 1 骨间掌侧肌位于第 2 掌骨间隙内,起自第 2 掌骨尺侧面,肌束向远侧止于示指近节指骨底的内侧。

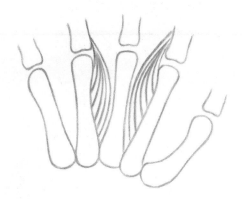

图 1-1-18C

第 2 骨间掌侧肌位于第 3 掌骨间隙内,起自第 4 掌骨桡侧面,肌束向远侧止于无名指近节指骨底的外侧。

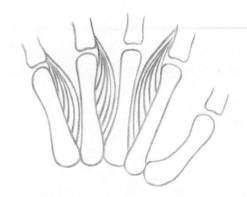

图 1-1-18D

第 3 骨间掌侧肌位于第 4 掌骨间隙内,起自第 5 掌骨桡侧面,肌束向远侧止于小指近节指骨底的外侧。

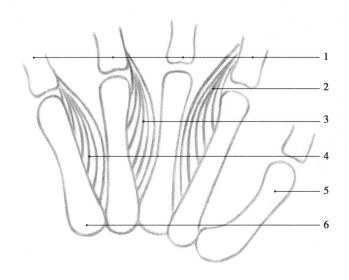

图 1-1-18 骨间掌侧肌

1. 第 2~5 近节指骨　　　2. 第 1 骨间掌侧肌
3. 第 2 骨间掌侧肌　　　4. 第 3 骨间掌侧肌
5. 第 1 掌骨　　　　　　6. 第 5 掌骨

　　骨间掌侧肌共 3 块,位于第 2~4 掌骨间隙内,收缩可使示指、环指和小指内收(向中指靠拢),并屈相应手指的掌指关节,伸相应手指的指骨间关节。

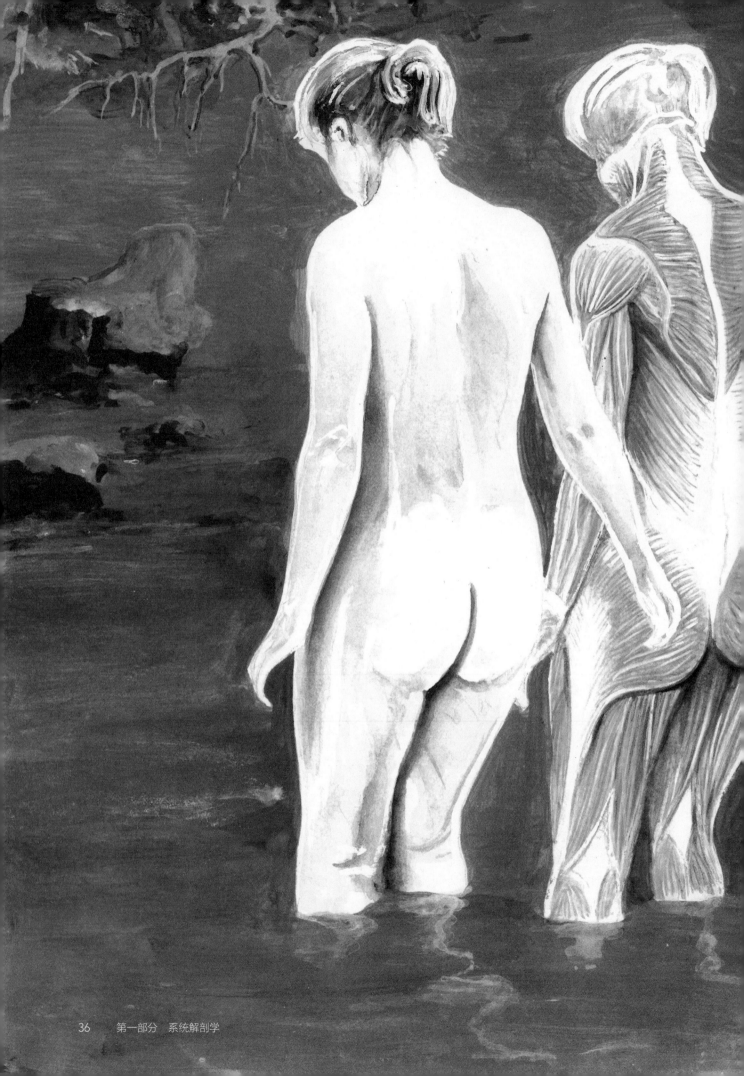

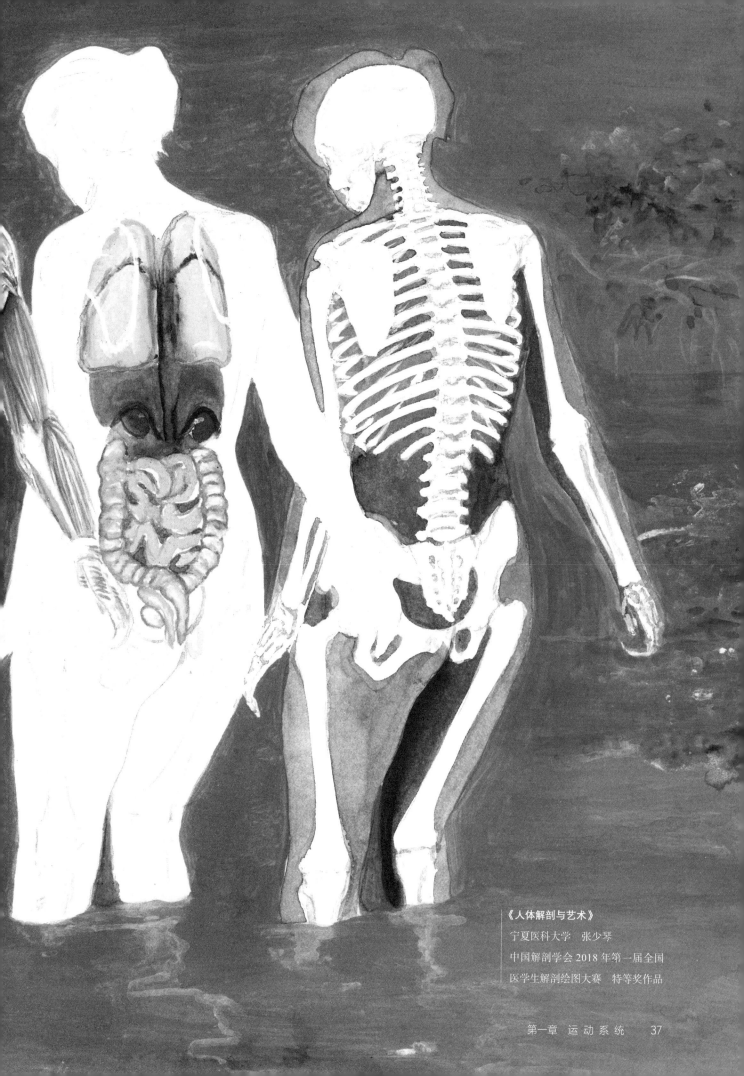

《人体解剖与艺术》
宁夏医科大学 张少琴
中国解剖学会 2018 年第一届全国
医学生解剖绘图大赛 特等奖作品

图 1-1-19 骨间背侧肌

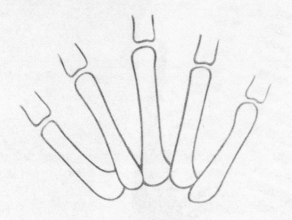

图 1-1-19A

左侧掌骨后面观,由桡侧向尺侧依次为第 1~5 掌骨,各掌骨近侧端为掌骨底,远侧端为掌骨头,各掌骨头分别于相应的近节指骨底构成掌指关节。

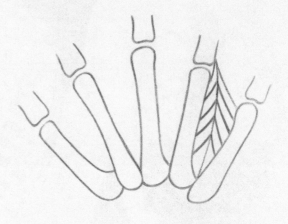

图 1-1-19B

第 1 骨间背侧肌位于第 1 掌骨间隙内,起自第 1 掌骨的内侧和第 2 掌骨的外侧,肌束汇集后向远侧止于示指近节指骨底的外侧。

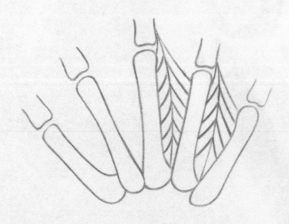

图 1-1-19C

第 2 骨间背侧肌位于第 2 掌骨间隙内,起自第 2 掌骨的内侧和第 3 掌骨的外侧,肌束汇集后向远侧止于中指近节指骨底的外侧。

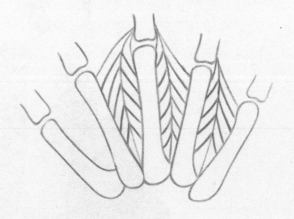

图 1-1-19D

第 3 骨间背侧肌位于第 3 掌骨间隙内,起自第 3 掌骨的内侧和第 4 掌骨的外侧,肌束汇集后向远侧止于中指近节指骨底的内侧。

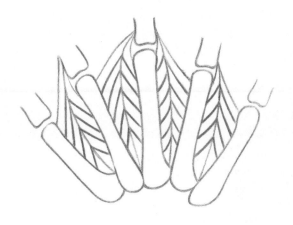

图 1-1-19E

第 4 骨间背侧肌位于第 4 掌骨间隙内,起自第 4 掌骨的内侧和第 5 掌骨的外侧,肌束汇集后向远侧止于环指近节指骨底的内侧。

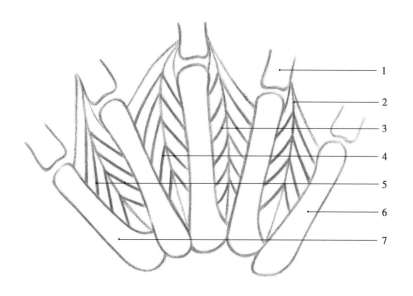

图 1-1-19　骨间背侧肌

1. 近节指骨　　　　　　　2. 第 1 骨间背侧肌
3. 第 2 骨间背侧肌　　　　4. 第 3 骨间背侧肌
5. 第 4 骨间背侧肌　　　　6. 第 1 掌骨
7. 第 5 掌骨

　　骨间背侧肌共 4 块,位于 4 个掌骨间隙内,比骨间掌侧肌发达,收缩可固定中指,使示指和环指外展(远离中指),屈各指的掌指关节,伸各指的指骨间关节。

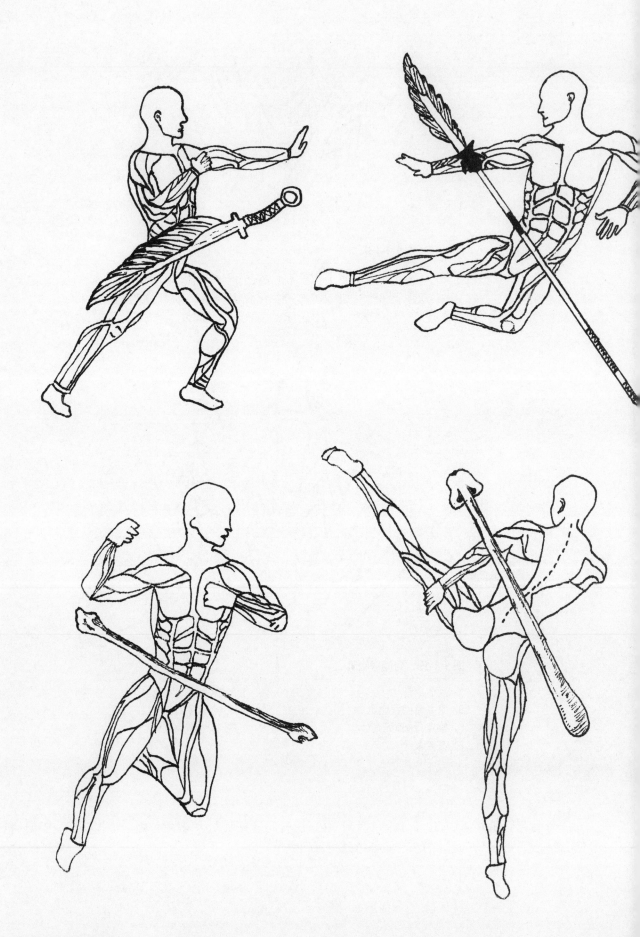

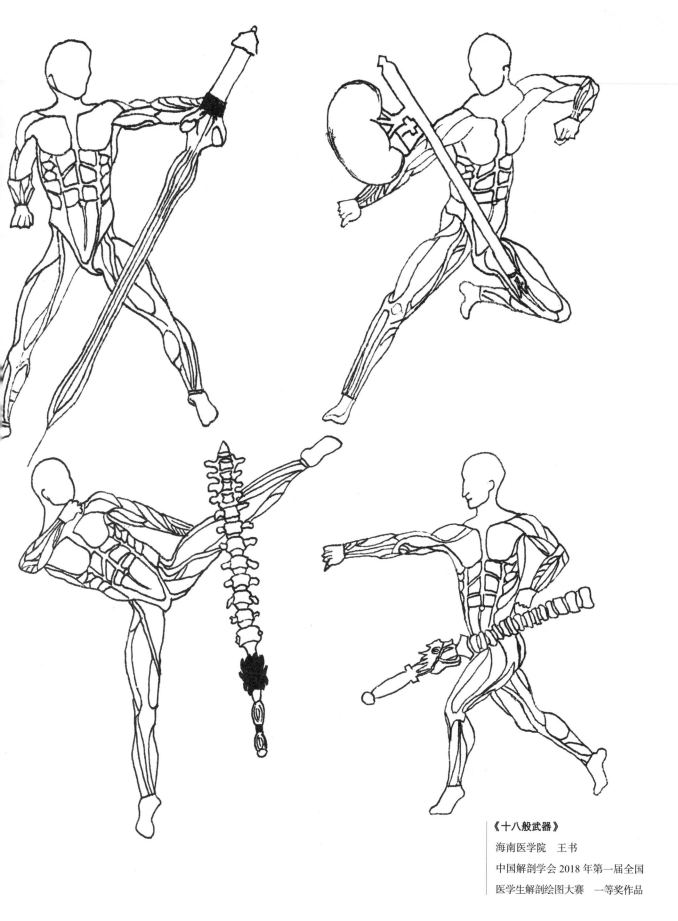

《十八般武器》

海南医学院　王书

中国解剖学会 2018 年第一届全国

医学生解剖绘图大赛　一等奖作品

图 1-1-20　梨状肌、闭孔外肌（前面观）

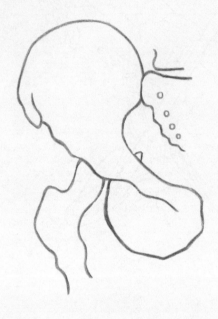

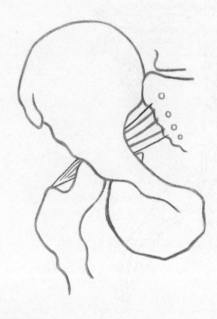

图 1-1-20A

骨盆、股骨前面观,骶骨与髂骨经骶髂关节连结。坐骨后缘可见三角形的突起,称为坐骨棘。坐骨后下部肥厚而粗糙的部分为坐骨结节。髂骨前下部为耻骨。髂骨的髋臼与股骨头构成髋关节。

图 1-1-20B

梨状肌呈三角形,位于小骨盆的后壁,起自骶骨盆面,骶前孔外侧的部分,肌束向外集中,越过髋关节的后方,止于股骨大转子尖端。

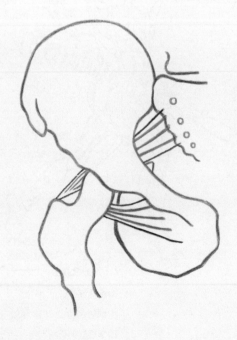

图 1-1-20C

闭孔外肌为三角形的扁肌,起自闭孔筋膜的外侧面及其周围骨面,肌束向后外方集中,越过髋关节下面而转向髋关节的背面,止于股骨转子窝。

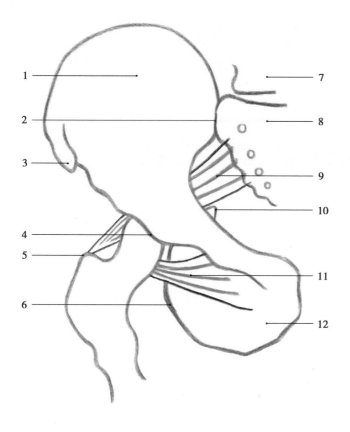

图 1-1-20　梨状肌、闭孔外肌（前面观）

1. 髂骨
2. 骶髂关节
3. 髂前上棘
4. 髋关节
5. 大转子
6. 坐骨结节
7. 第 5 腰椎
8. 骶骨
9. 梨状肌
10. 坐骨棘
11. 闭孔外肌
12. 耻骨

梨状肌位于小骨盆的后壁，收缩时可使髋关节旋外、外展；闭孔外肌收缩可使髋关节旋外。

图 1-1-21　梨状肌、闭孔内肌（后面观）

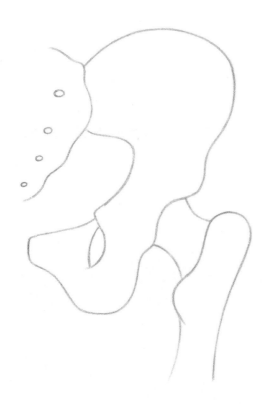

图 1-1-21A

骨盆、股骨后面观，骶骨与髂骨经骶髂关节连结。坐骨后缘可见三角形的突起，称为坐骨棘，向上移行为坐骨大切迹，向下移行为坐骨小切迹。坐骨后下部肥厚而粗糙的部分为坐骨结节。髂骨前下部为耻骨。髋骨的髋臼与股骨头构成髋关节。

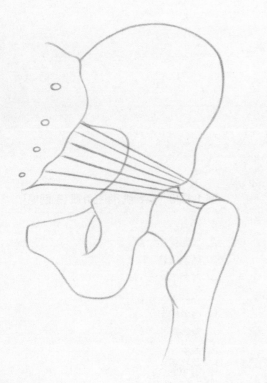

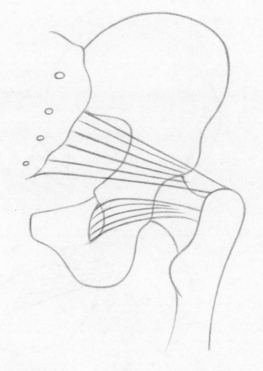

图 1-1-21B

梨状肌呈三角形,位于小骨盆的后壁,起自骶骨两侧部的盆面,骶前孔外侧的部分,肌束向外集中,越过髋关节的后方,止于股骨大转子尖端。

图 1-1-21C

闭孔内肌为三角形的扁肌,位于小骨盆的侧壁,起自闭孔筋膜的内侧面及其周围的骨面,肌束向后集中,穿过坐骨小孔出小骨盆,然后肌束呈直角弯曲变为向外走行,越过髋关节的后方止于股骨转子窝。

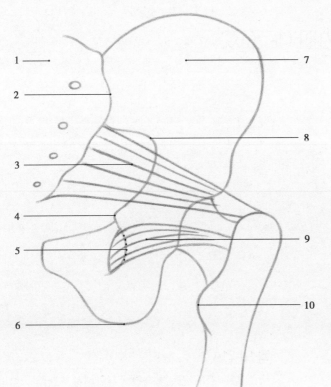

图 1-1-21 梨状肌、闭孔内肌(后面观)

1. 骶骨
2. 骶髂关节
3. 梨状肌
4. 坐骨棘
5. 坐骨小切迹
6. 坐骨结节
7. 髂骨
8. 坐骨大切迹
9. 闭孔内肌
10. 小转子

梨状肌位于小骨盆的后壁,收缩时可使髋关节旋外、外展;闭孔内肌位于小骨盆的侧壁,收缩时可使髋关节旋外。

第二章 内脏系统

图 1-2-1 舌乳头

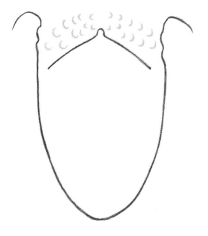

图 1-2-1A

舌分为舌体和舌根两部分，舌体占前 2/3，舌根占后 1/3，两者以界沟为界。

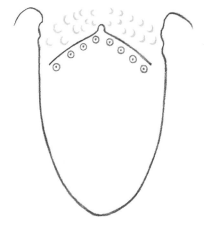

图 1-2-1B

轮廓乳头沿界沟前方排列呈“V”形，数量较少，是舌乳头中最大的一种。

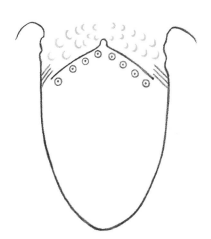

图 1-2-1C

叶状乳头位于舌侧缘的后部，腭舌弓附着处的前方，为数个并列的叶片状的小黏膜皱襞。

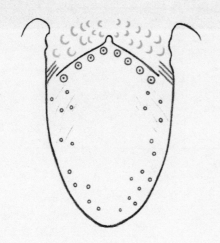

图 1-2-1D

丝状乳头大部分与界沟方向呈平行排列,菌状乳头呈圆锥状,分散在丝状乳头之间,且多见于舌尖及舌侧缘。

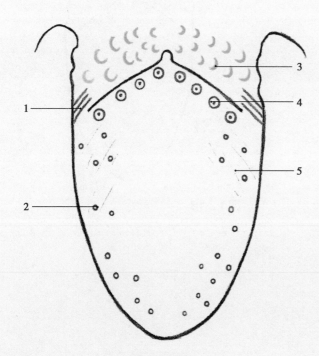

图 1-2-1 舌乳头

1. 叶状乳头
2. 菌状乳头
3. 舌扁桃体
4. 轮廓乳头
5. 丝状乳头

舌的黏膜上有轮廓乳头、菌状乳头、叶状乳头和丝状乳头,舌及会厌等处的黏膜上皮内均含有味蕾,为味觉感受器,可感受酸、甜、苦、咸等味道。

图 1-2-2　胃

图 1-2-2A

食管穿膈肌的食管裂孔至腹腔,为食管腹部,其末端借贲门与胃相续。

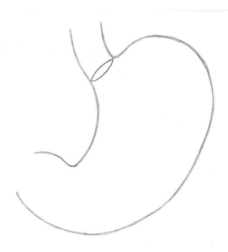

图 1-2-2B

胃小弯续于食管的右缘,凹向右上方,近幽门处常有一角形弯曲,称为角切迹。胃大弯续于食管的左缘,凸向左下方。

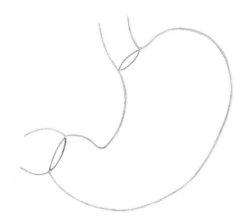

图 1-2-2C

胃的末端借幽门与十二指肠相续。自角切迹向相对应的胃大弯侧作一连线,连线的远侧至幽门之间的区域为幽门部。

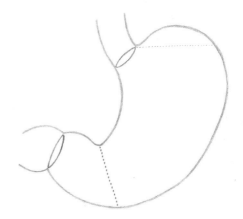

图 1-2-2D

位于贲门附近的区域为贲门部;自贲门高度向胃大弯做一水平线,高于水平线以上区域为胃底;水平线至幽门部之间为胃体。

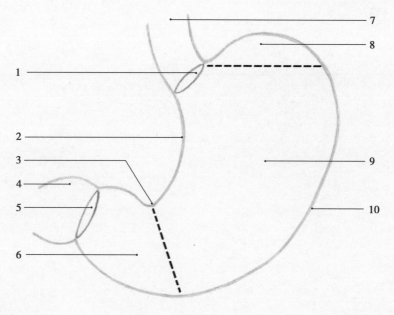

图 1-2-2 胃

1. 贲门	2. 胃小弯	3. 角切迹	4. 十二指肠
5. 幽门	6. 幽门部	7. 食管	8. 胃底
9. 胃体	10. 胃大弯		

胃是一个囊状器官,介于食管末端与十二指肠之间,为消化道最膨大的部位,具有容纳和消化食物的作用。胃在中等程度充盈时,大部分位于左季肋区,小部分位于腹上区。胃前壁的中间部分位于剑突下方,直接与腹前壁相贴,是临床上进行胃触诊的部位。

图 1-2-3 盲肠、阑尾

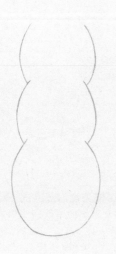

图 1-2-3A

盲肠为大肠的始端,以膨大的盲端开始,表面可见囊状膨出,为结肠袋。盲肠向上与升结肠相续。

图 1-2-3B

回肠的末端借回盲口与盲肠相通;阑尾借阑尾口在盲肠的后内侧与其相通。

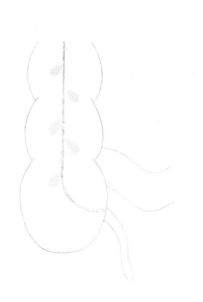

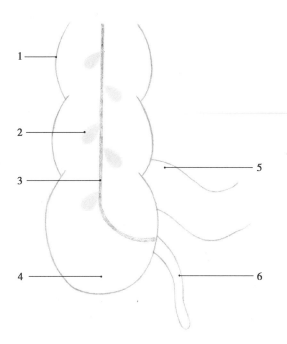

图1-2-3C

盲肠壁表面可见沿肠管纵轴走行的结肠带,
其两侧分布有许多大小不等的黄色脂肪突,
称为肠脂垂,结肠带的下端汇集到阑尾根部。

图1-2-3 盲肠、阑尾

1. 结肠袋	2. 肠脂垂	3. 结肠带
4. 盲肠	5. 回肠	6. 阑尾

盲肠呈膨大的袋状,为大肠的起始部,形态上具有结肠袋、结肠带和肠脂垂三种特征性结构。阑尾连于盲肠的后内侧部,盲肠上的三条结肠带向内下方最终汇集在阑尾根部处,手术中寻找阑尾困难时可沿结肠带向下追踪。盲肠和阑尾位于右髂窝处,炎症时出现右下腹痛。

图 1-2-4　麦氏点

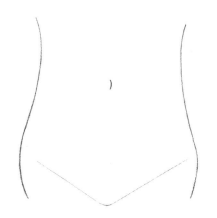

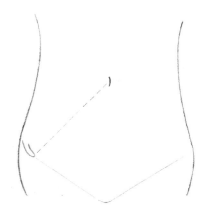

图1-2-4A

腹部体表前面观,脐位于腹部的正中处。腹部与
下肢之间以腹股沟为界。

图1-2-4B

髂骨髂嵴的前端向前下方突出,为髂前上棘,是
重要的体表标记。脐与右侧髂前上棘作一连线。

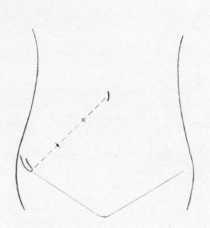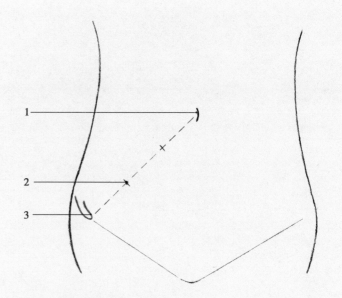

图1-2-4C

将连线分为三等份,中 1/3 份与外 1/3 份之间的交点处即为阑尾根部的体表投影,称为麦氏点。

图1-2-4 麦氏点

1. 脐　2. 阑尾根部体表投影点(麦氏点)　3. 髂前上棘

麦氏点为阑尾根部的体表投影点,此体表投影对于临床诊断阑尾炎有重要意义。

图 1-2-5　结肠的特征

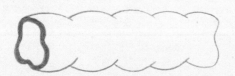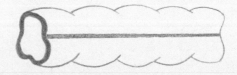

图1-2-5A

结肠与盲肠的形态结构较为近似,肠管表面可明显观察到呈阶段性的囊状膨出,称为结肠袋。

图1-2-5B

沿着肠管的纵轴,纵肌层汇聚成大约等距离的三条纵带,称为结肠带。

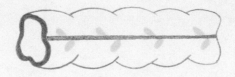

图1-2-5C

沿各条结肠带的两侧,分布有许多大小不等,形态不定的黄色脂肪突,成为肠脂垂。

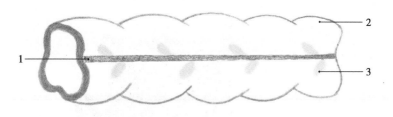

图 1-2-5　结肠的特征

1. 结肠带　　　2. 结肠袋　　　3. 肠脂垂

　　盲肠和结肠均具有结肠袋、结肠带和肠脂垂三个特征性结构,与其纵肌层的聚集、增厚及相对缩短等变化有关。肠壁纵肌层并非均匀分布,而是沿着肠管纵轴局部增厚聚集形成大约等距离的三条结肠带,且透过浆膜明显可见。由于纵肌层相对比肠管短,乃至在三条结肠带之间,肠壁皱缩,向外依次呈囊状膨出,形成结肠袋。

图 1-2-6　肝外胆道系统

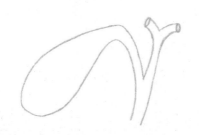

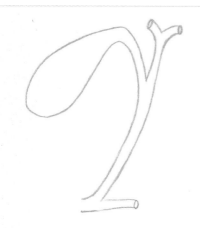

图 1-2-6A

肝左叶和肝右叶的胆汁分别由肝左管和肝右管进行引流。肝左、右管出肝后,在肝门附近汇合成肝总管。

图 1-2-6B

胆囊呈囊袋状,分为底、体和颈,胆囊颈的末端续于胆囊管。胆囊管与肝总管汇合成胆总管。

图 1-2-6C

胆总管与胰管汇合,形成梭形扩大的管腔,称为肝胰壶腹。

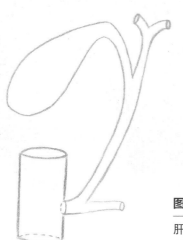

图 1-2-6D

肝胰壶腹的末端开口于十二指肠降部的十二指肠大乳头。

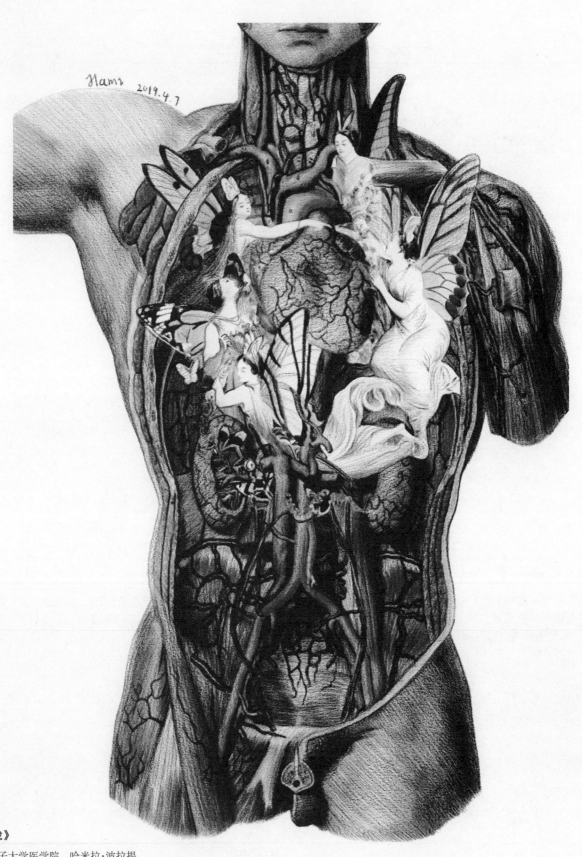

《嬉戏》

石河子大学医学院　哈米拉·波拉提

中国解剖学会 2019 年第二届全国

医学生解剖绘图大赛　一等奖作品

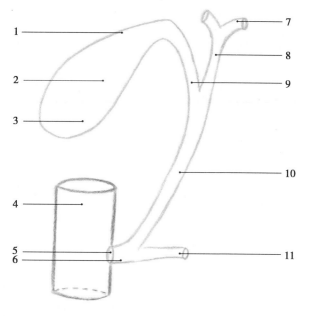

图 1-2-6　肝外胆道系统

1. 胆囊颈	2. 胆囊体	3. 胆囊底
4. 十二指肠	5. 十二指肠大乳头	6. 肝胰壶腹
7. 肝管	8. 肝总管	9. 胆囊管
10. 胆总管	11. 胰管	

　　在胆总管和胰管的末端以及肝胰壶腹的管壁内,有环形肌层构成的括约肌。在不进食状态下,这些括约肌保持收缩状态,肝分泌的胆汁经肝左管、肝右管、肝总管、胆囊管进入胆囊内贮存;进食后,在神经体液因素调节下,胆囊收缩,括约肌舒张,使胆汁自胆囊经胆囊管、胆总管、肝胰壶腹、十二指肠大乳头,排入十二指肠腔内。

图 1-2-7　胆囊底的体表投影

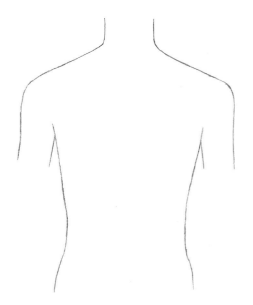

图 1-2-7A

胸腹壁体表前面观。

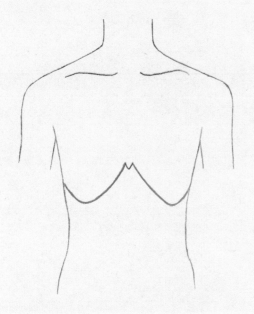

图 1-2-7B

体表标志：横跨于胸廓的前上部：锁骨；胸骨下部：剑突；8~10 肋软骨构成：肋弓。

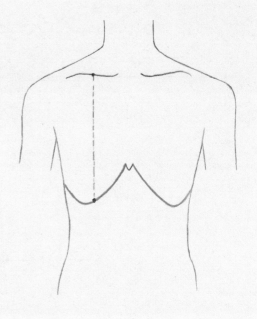

图 1-2-7C

沿右侧锁骨中点处作一垂线即为锁骨中线，其与右侧肋弓的交汇点，为胆囊底的体表投影。

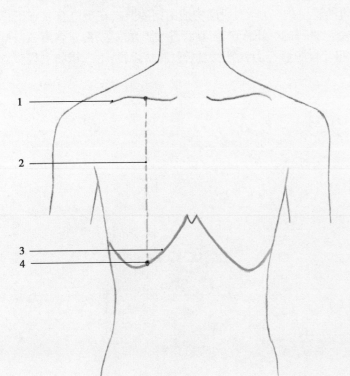

图 1-2-7 胆囊底的体表投影

1. 锁骨
2. 锁骨中线
3. 肋弓
4. 胆囊底体表投影点

    胆囊为贮存和浓缩胆汁的囊状器官，呈梨形，位于肝下面的胆囊窝内，其上面借疏松结缔组织与肝相连。胆囊的位置较深，仅胆囊底在肝前缘的胆囊切迹处露出。右侧锁骨中线与肋弓的交点为胆囊底的体表投影，胆囊炎时该处可有压痛。

图 1-2-8 气管、支气管

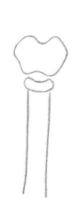

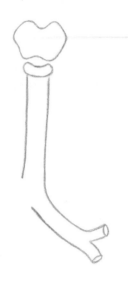

图 1-2-8A

位于喉前部的甲状软骨板和环状软骨弓。

图 1-2-8B

气管上端在环状软骨下缘处与喉相接。气管下端在胸骨角高度形成分叉。

图 1-2-8C

气管向左侧分出左主支气管,其特点为细长、较倾斜。

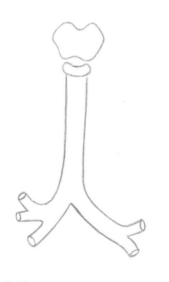

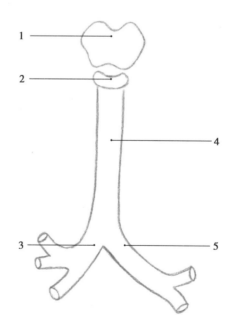

图 1-2-8D

气管向右侧分出右主支气管,其特点为粗短、较陡直。

图 1-2-8 气管、支气管

1. 甲状软骨
2. 环状软骨
3. 右主支气管
4. 气管
5. 左主支气管

气管、支气管属于下呼吸道。气管下端约平第 4 胸椎椎体下缘高度形成分叉,移行为一级分支,即主支气管。左、右主支气管分别经左、右肺门进入左、右肺,并逐级分出各级支气管。左、右主支气管相比较:左细右粗、左长右短、左平右陡,因而临床上吸入性异物易落入右主支气管。

图 1-2-9　左肺肺门

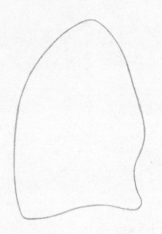

图 1-2-9A

左肺内侧面观,上端为肺尖,肺尖向前、后分别移行为前缘、后缘,两者下端移行为下缘。其中左肺前缘的下部有心切迹。

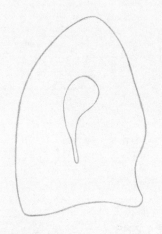

图 1-2-9B

左肺内侧面中央有椭圆形凹陷,为肺门。壁胸膜与脏胸膜在此处及其下方相移行。肺门下方相互移行为两层胸膜重叠形成肺韧带。

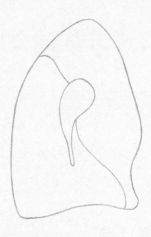

图 1-2-9C

左肺内侧面还可见由后上向前下走行的斜裂,将左肺分为上、下两叶。

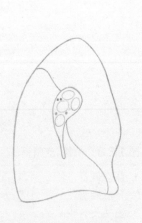

图 1-2-9D

左肺肺门内有左主支气管,肺动脉,上、下肺静脉,支气管动、静脉,神经,淋巴。

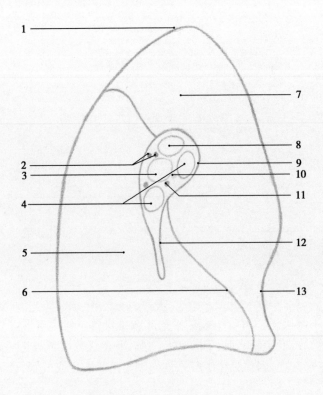

图 1-2-9　左肺肺门

1. 肺尖
2. 支气管动静脉
3. 支气管
4. 左肺静脉
5. 下叶
6. 斜裂
7. 上叶
8. 左肺动脉
9. 肺门
10. 神经
11. 淋巴管
12. 肺韧带
13. 心切迹

肺门是支气管和肺血管等出入肺的门户，临床上称为第一肺门。肺根是出入肺门各结构的总称，包括主支气管，肺动、静脉，支气管动、静脉，神经，淋巴管，淋巴结等，借疏松结缔组织联结，由胸膜包绕形成。左侧肺根内的结构位置排列顺序为：由上向下，肺动脉、左主支气管、下肺静脉；由前向后，上肺静脉、肺动脉、左主支气管。

图 1-2-10　右肺肺门

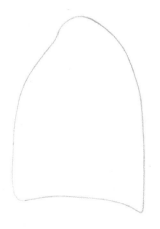

图 1-2-10A

右肺内侧面观，上端为肺尖，肺尖向前、后分别移行为前缘、后缘，两者下端移行为下缘。

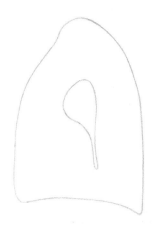

图 1-2-10B

右肺内侧面中央有椭圆形凹陷，为肺门。壁胸膜与脏胸膜在此处及其下方相移行。肺门下方相互移行为两层胸膜重叠形成肺韧带。

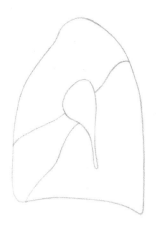

图 1-2-10C

右肺内侧面可见由后上向前下走行的斜裂，以及较短的水平裂，将右肺分为上、中、下三叶。

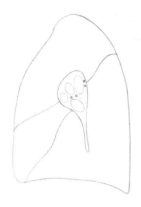

图 1-2-10D

右肺肺门内有左主支气管，肺动脉，上、下肺静脉，支气管动、静脉，神经，淋巴。

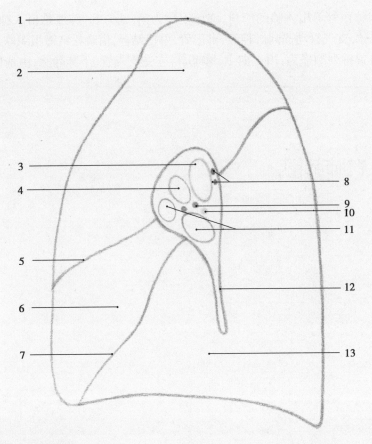

图 1-2-10　右肺肺门

1. 肺尖	2. 上叶	3. 支气管	4. 右肺动脉	5. 水平裂
6. 中叶	7. 斜裂	8. 支气管动静脉	9. 淋巴管	10. 神经
11. 右肺静脉	12. 肺韧带	13. 下叶		

　　右侧肺根内的结构位置排列顺序为:由上向下,左主支气管、肺动脉、下肺静脉;由前向后,上肺静脉、肺动脉、右主支气管。

图 1-2-11　胸膜

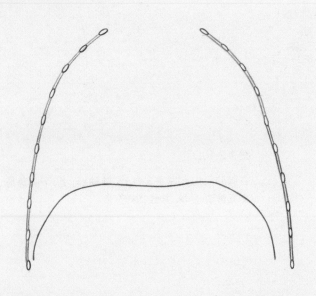

图 1-2-11A

胸部冠状切面,胸腔两侧由上向下为 1~10 肋骨,肋间肌位于相邻肋骨间,胸腔的下界为膈。

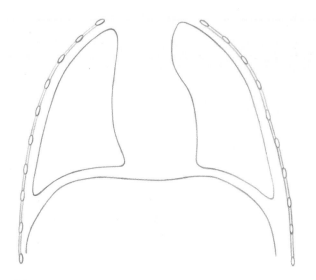

图 1-2-11B

左、右肺位于胸腔内,膈的上方,纵隔的两侧。由于心偏向
左侧,左肺较窄长,右肺较宽短。

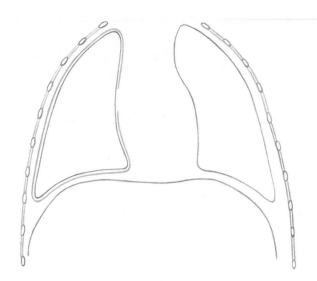

图 1-2-11C

脏胸膜贴附于肺表面,又称为肺胸膜。

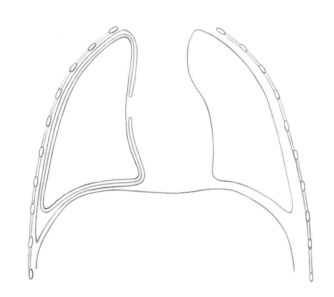

图 1-2-11D

壁胸膜依其贴附的部位不同可分为肋胸膜、膈胸膜和纵隔胸膜,
肋胸膜与纵隔胸膜向上延续的部分为胸膜顶。脏、壁胸膜相互移
行,二者之间围成封闭的胸膜腔。

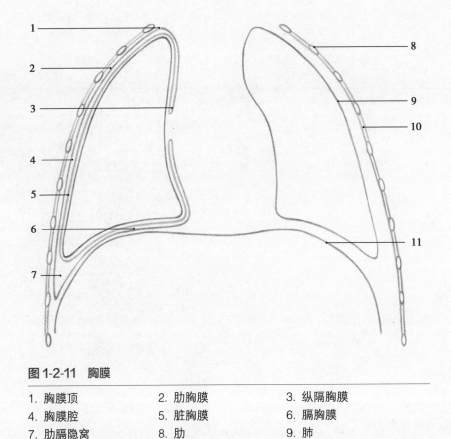

图 1-2-11 胸膜

1. 胸膜顶   2. 肋胸膜   3. 纵隔胸膜
4. 胸膜腔   5. 脏胸膜   6. 膈胸膜
7. 肋膈隐窝   8. 肋   9. 肺
10. 肋间肌   11. 膈

    胸膜是贴附在胸壁内面、膈上面、纵隔侧面和肺表面的一层浆膜,其中贴附在肺表面的部分为脏胸膜,贴附在胸壁内面、膈上面、纵隔侧面的部分为壁胸膜。脏、壁胸膜在肺根表面及下方相互移行,两层胸膜之间形成密闭、潜在的腔隙,称为胸膜腔。胸膜腔内呈负压,有少量的浆液,可减少摩擦。

图 1-2-12 男性泌尿生殖系统

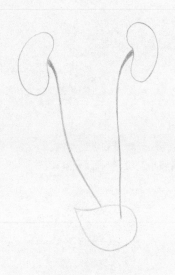

图 1-2-12A

肾形似蚕豆,左右各一,肾盂出肾门与输尿管相连。输尿管下行,经过腹部、盆部以及穿行膀胱壁的壁内部后开口于膀胱腔。

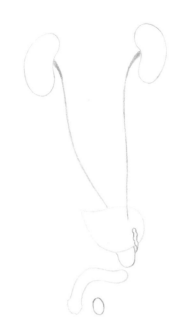

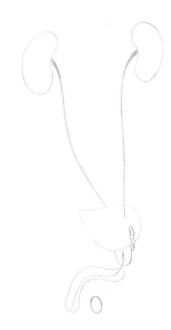

图 1-2-12B

男性生殖腺为睾丸,呈椭圆形。男性的附属腺中,前列腺位于膀胱颈的下方,精囊位于膀胱底的后方。阴茎属男性外生殖器,呈圆柱形,分为头、体和根三部分。

图 1-2-12C

男性尿道起自膀胱下方的尿道内口,包括前列腺部、膜部和海绵体部三部分,终于尿道外口。

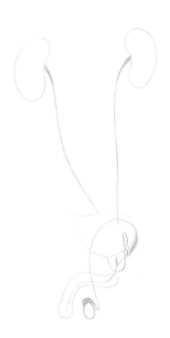

图 1-2-12D

附睾呈新月形紧贴睾丸的上端和后缘,末端转向上移行为输精管;输精管为细长的肌性管道,其末段近膀胱底处的部分膨大为输精管壶腹;输精管末端与精囊的排泄管汇合成射精管,向前下斜穿前列腺实质,开口于尿道的前列腺部。

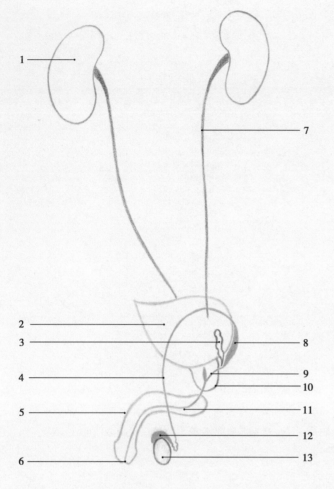

图 1-2-12　男性泌尿生殖系统

1. 肾
2. 膀胱
3. 精囊
4. 输精管
5. 阴茎
6. 尿道外口
7. 输尿管
8. 输精管壶腹
9. 射精管
10. 前列腺
11. 尿道
12. 附睾
13. 睾丸

　　男性尿道兼有排尿和排精的功能,包括前列腺部、膜部和海绵体部。睾丸为男性生殖腺,可产生男性生殖细胞——精子。精子离开睾丸后进入附睾,附睾为暂时储存精子的器官,并可促进精子进一步成熟。成熟的精子经过输精管、射精管进入尿道内,最后沿尿道出尿道外口排出体外。

图 1-2-13　肾冠状切面

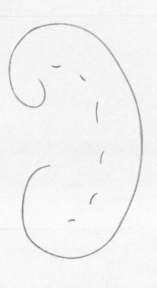

图 1-2-13A

肾为实质性器官,形似蚕豆。在冠状切面上,肾有内、外侧缘,上、下端。内侧缘中部凹陷,称为肾门。肾门向肾内凹陷形成的腔为肾窦。

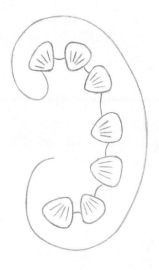

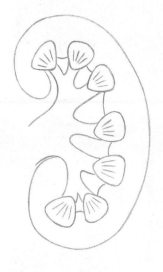

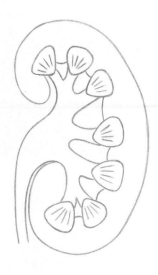

图 1-2-13B

肾实质分为位于表层的肾皮质和位于深层的肾髓质。肾髓质主要由15~20个肾锥体构成,肾锥体的底朝向肾皮质,尖朝向肾窦称为肾乳头。伸入肾锥体之间的皮质称为肾柱。

图 1-2-13C

肾窦内有输送尿液的管道,其中,肾小盏为漏斗状管道,包绕着肾乳头;2~3个肾小盏汇成一个肾大盏;2~3个肾大盏再汇成一个扁漏斗状的肾盂。

图 1-2-13D

肾盂出肾门后管径变小,向下移行为输尿管。

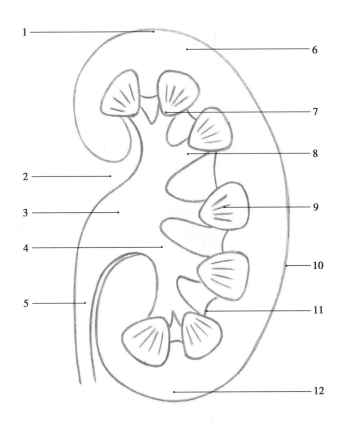

图 1-2-13 肾冠状切面

1. 肾上端
2. 肾门
3. 肾盂
4. 肾大盏
5. 输尿管
6. 肾皮质
7. 肾乳头
8. 肾小盏
9. 肾锥体
10. 肾外侧缘
11. 肾柱
12. 肾下端

　　肾是泌尿系统的重要器官,其主要功能为产生尿液,并能维持机体水与电解质的平衡,保持内环境的相对稳定。肾实质内所产生的尿液经肾乳头孔流入肾小盏内,再经肾大盏、肾盂,最终进入到输尿管。

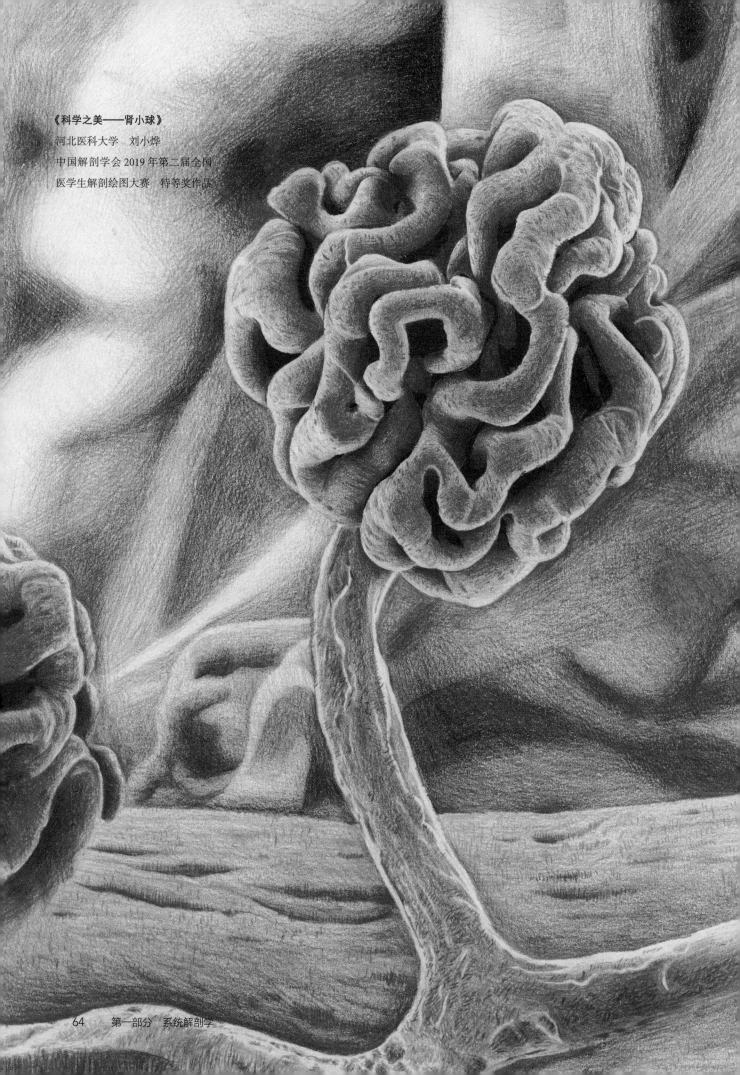

《科学之美——肾小球》
河北医科大学　刘小烨
中国解剖学会 2019 年第二届全国
医学生解剖绘图大赛　特等奖作品

图 1-2-14　膀胱三角

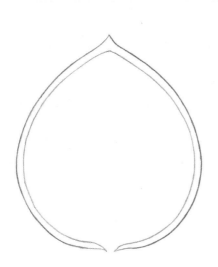

图 1-2-14A

膀胱为囊袋状肌性器官,肌层较厚,近似锥体形,朝向前上方的部分为膀胱尖,中部为膀胱体,下部为膀胱颈。膀胱颈下端的开口为尿道内口。

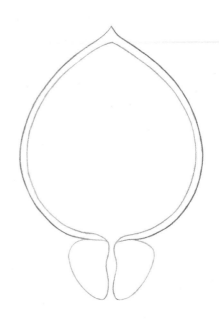

图 1-2-14B

男性膀胱颈下方紧贴前列腺。尿道内口向下延续为男性尿道,并贯穿前列腺实质。

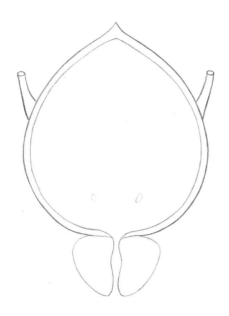

图 1-2-14C

左、右输尿管的下端经左、右输尿管口分别开口于膀胱腔。

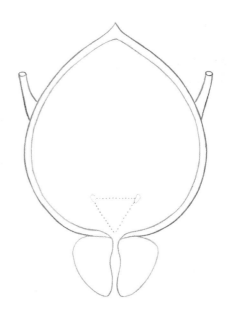

图 1-2-14D

在膀胱底内面,位于左、右输尿管口与尿道内口之间的三角形区域为膀胱三角。两侧输尿管口之间的皱襞为输尿管间襞。

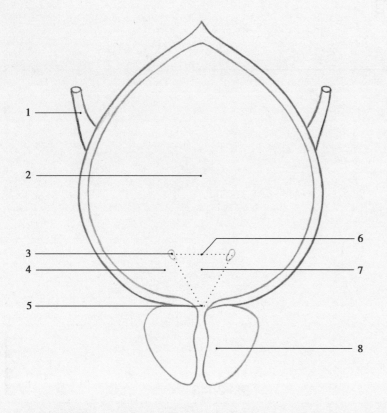

图 1-2-14　膀胱三角

1. 输尿管
2. 膀胱体
3. 输尿管口
4. 膀胱底
5. 尿道内口
6. 输尿管间襞
7. 膀胱三角
8. 前列腺

　　膀胱是囊袋状肌性器官,具有储存尿液的功能。当膀胱空虚时,膀胱肌层收缩,膀胱壁增厚,内腔缩小,使得膀胱内面黏膜形成皱襞,称为膀胱襞。但在膀胱三角区域,黏膜与肌层紧密连接,缺少黏膜下组织,无论膀胱扩张或收缩,始终保持平滑,此区域是炎症和肿瘤的好发部位。临床上应用膀胱镜观察输尿管间襞,呈现为一苍白带,在其两端可确认输尿管口的位置。

图 1-2-15　膀胱、前列腺、精囊

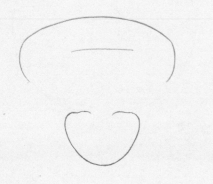

图 1-2-15A

膀胱后面观,其后面朝向后下方,呈三角形,为膀胱底。膀胱的下方为前列腺。

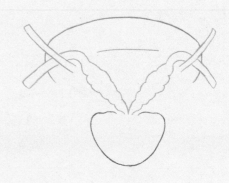

图 1-2-15B

输尿管腹段由上向下进入膀胱内。输精管由外侧经输尿管的前方转向内下,膨大为输精管壶腹。

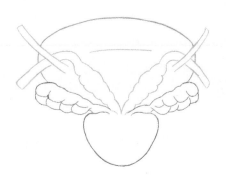

图 1-2-15C

膀胱底的后面,输精管壶腹的外侧为精囊。

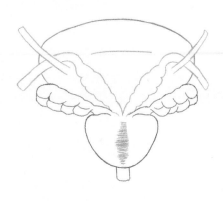

图 1-2-15D

尿道起始于膀胱的尿道内口,向下穿前列腺实质,移行为尿道膜部。

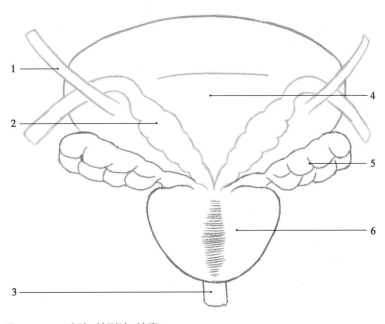

图 1-2-15　膀胱、前列腺、精囊

1. 输尿管	2. 输精管壶腹	3. 尿道
4. 膀胱底	5. 精囊	6. 前列腺

　　膀胱底的后方毗邻为输精管壶腹和精囊,两者的管道汇合为射精管,并穿前列腺实质,最后汇入尿道前列腺部。

图 1-2-16 女性内生殖器

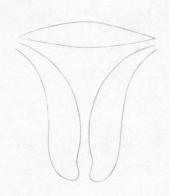

图 1-2-16A

子宫为壁厚腔小的肌性器官,上端宽而圆凸的部分为子宫底;下端较窄呈圆柱状的部分为子宫颈;中部为子宫体。子宫腔上部的两端经输卵管子宫口与输卵管相通。

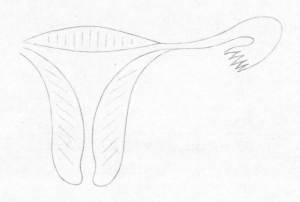

图 1-2-16B

输卵管由内向外分为 4 部分:输卵管子宫部;输卵管峡;输卵管壶腹;输卵管漏斗。输卵管末端边缘有许多细长的指状突起,为输卵管伞。输卵管的末端借输卵管腹腔口与腹膜腔相通。

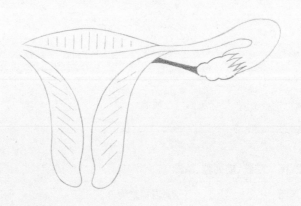

图 1-2-16C

卵巢呈卵圆形,其上端与输卵管伞相接触,称为输卵管端;其下端借卵巢固有韧带连于子宫,称为子宫端。

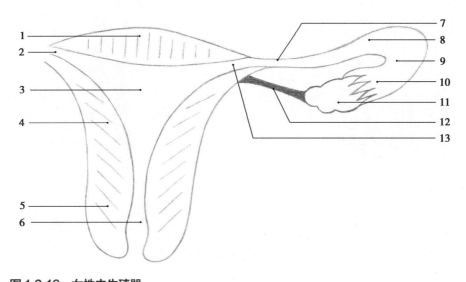

图 1-2-16 女性内生殖器

1. 子宫底	2. 输卵管子宫部开口	3. 子宫体腔
4. 子宫体	5. 子宫颈	6. 子宫颈管
7. 输卵管峡	8. 输卵管壶腹	9. 输卵管漏斗
10. 输卵管伞	11. 卵巢	12. 卵巢固有韧带
13. 输卵管子宫部		

卵巢为女性生殖腺,可产生女性生殖细胞——卵子。卵子离开卵巢后经输卵管腹腔口进入到输卵管内。在输卵管壶腹部位,卵子与精子形成受精卵,并开始分裂。受精卵经输卵管峡、输卵管子宫部进入子宫腔内,并种植到子宫内膜。

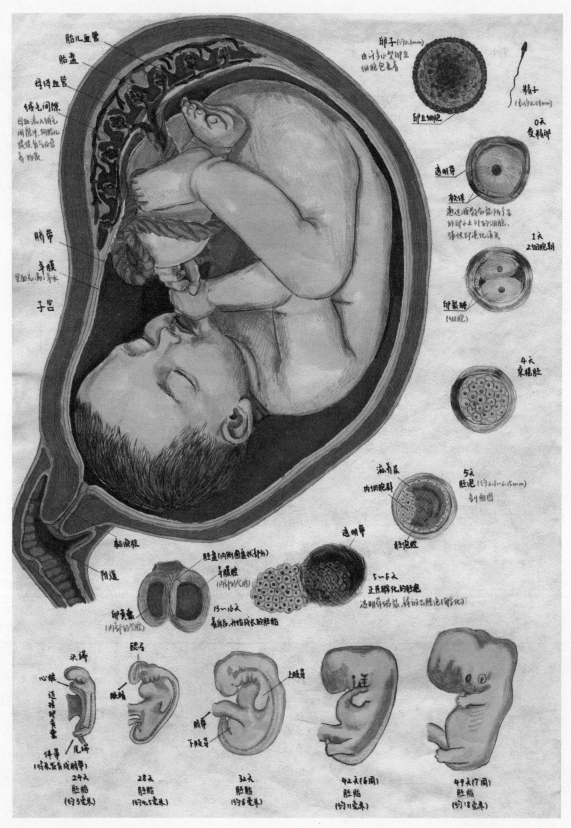

《孕育生命》

湖南师范大学医学院 杜铭萱

中国解剖学会 2019 年第二届全国

医学生解剖绘图大赛 一等奖作品

第三章 脉管系统

图 1-3-1 心的外形(前面观)

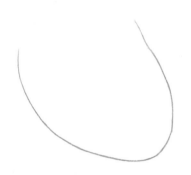

图 1-3-1A

心的前面观为心的胸肋面,心左缘大部分由左心室构成,心右缘由右心房构成,心下缘由右心室和左心室构成;心尖圆钝、游离,由左心室构成,并朝向左前下方。

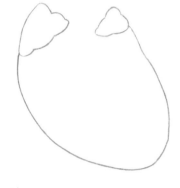

图 1-3-1B

右心房的左上角向左突出,为右心耳;左心房的前部向左前方突出,为左心耳。左、右心耳为原始的左、右心房的"遗迹"。

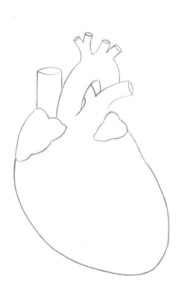

图 1-3-1C

上腔静脉位于右心房的后上部。肺动脉干连于右心室的上端。主动脉根部位于肺动脉干的右后方,并向上延续为升主动脉、主动脉弓、降主动脉。

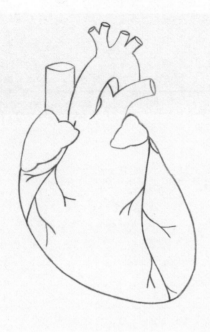

图 1-3-1D

左冠状动脉起自左主动脉窦,经肺动脉与左心耳之间至心左缘附近分为前室间支和旋支;右冠状动脉起自右主动脉窦,向右下方走行,至心右缘处即转向心膈面的冠状沟内。

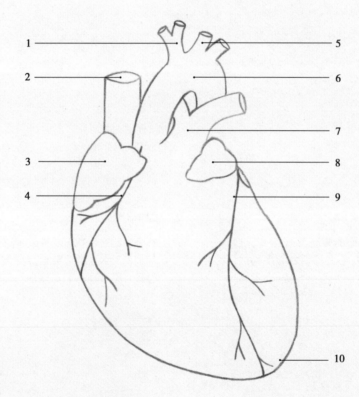

图 1-3-1　心的外形(前面观)

1. 头臂干	2. 上腔静脉	3. 右心耳	4. 右冠状动脉
5. 左颈总动脉	6. 主动脉弓	7. 肺动脉干	8. 左心耳
9. 前室间支	10. 心尖		

　　主动脉起始于左心室,运送动脉血;肺动脉干起始于右心室,运送静脉血。主动脉和肺动脉干均为心的功能性血管。冠状动脉较细,起始于主动脉窦,其内输送的动脉血主要给心自身供血,为心的营养性血管。

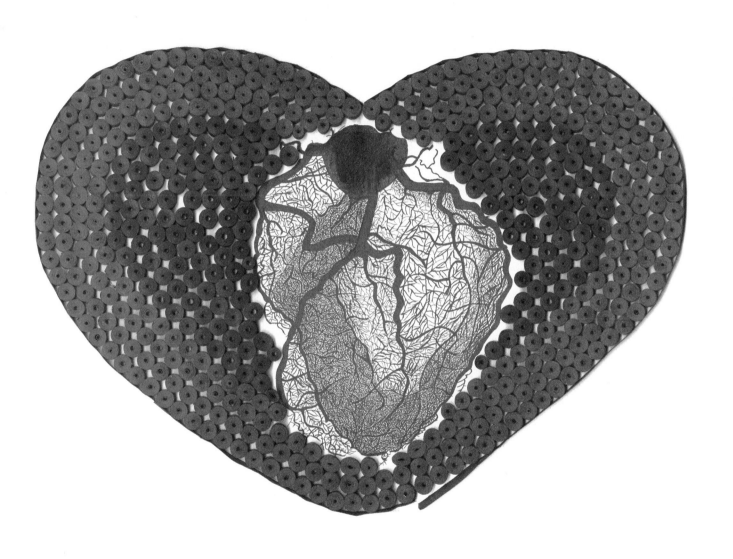

《心心相印》(衍纸艺术)

江西医学高等专科学校　徐琦

中国解剖学会 2019 年第二届全国

医学生解剖绘图大赛　特等奖作品

图 1-3-2 心的外形（后面观）

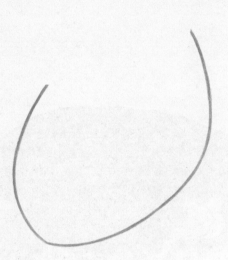

图 1-3-2A

心的后面观为心的膈面,心的边缘可见心左缘、右缘和下缘。

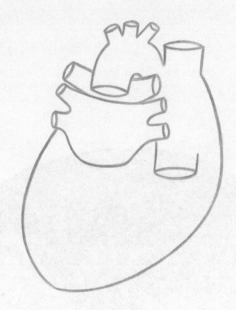

图 1-3-2B

右心房位于右心室的右上方,有上、下腔静脉与其相连;左心房位于左心室的后上方,构成心底的大部分,有 4 条肺静脉与其相连;肺动脉干分为左、右肺动脉;主动脉弓向左后下方弯曲走行。

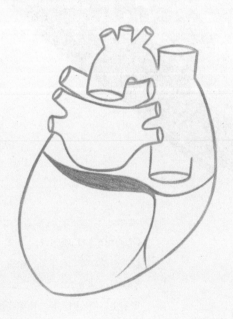

图 1-3-2C

冠状窦位于心后面的冠状沟内,左心房与左心室之间,主要收集心大、中、小静脉的回流,并向右开口于右心房。

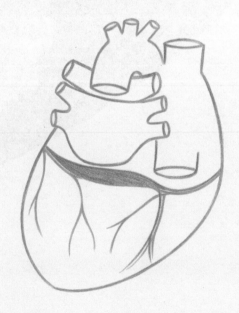

图 1-3-2D

左冠状动脉旋支沿冠状沟由左向右走行,发出左缘支和左室后支;右冠状动脉沿冠状沟由右向左走行,发出右室后支和后室间支,有时也会发出左室后支。

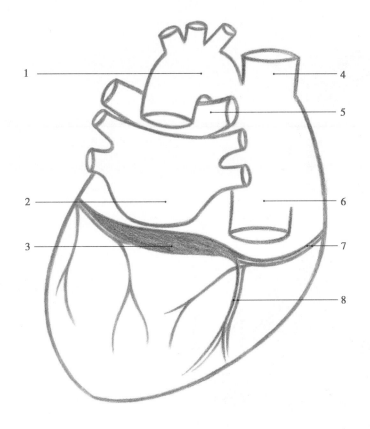

图 1-3-2　心的外形(后面观)

1. 主动脉弓
2. 左心房
3. 冠状窦
4. 上腔静脉
5. 右肺动脉
6. 下腔静脉
7. 心小静脉和右冠状动脉
8. 心中静脉和后室间支

　　上腔静脉和下腔静脉将静脉血输送入右心房;肺静脉将动脉血输送入左心房;冠状窦将心自身的静脉血输送入右心房。

图 1-3-3　心的传导系统

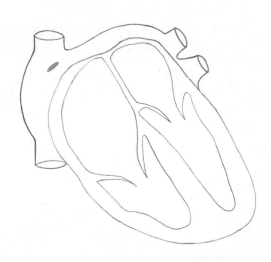

图 1-3-3A

心有四个心腔:左心房和右心房,以房间隔分隔;左心室和右心室,以室间隔分隔。窦房结位于上腔静脉与右心房交界处的界沟上 1/3 的心外膜深面。

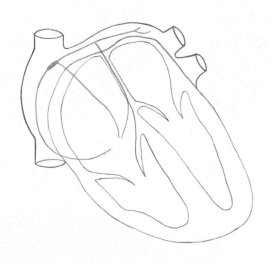

图 1-3-3B

窦房结连有三条结间束,分别走行至左、右心房。

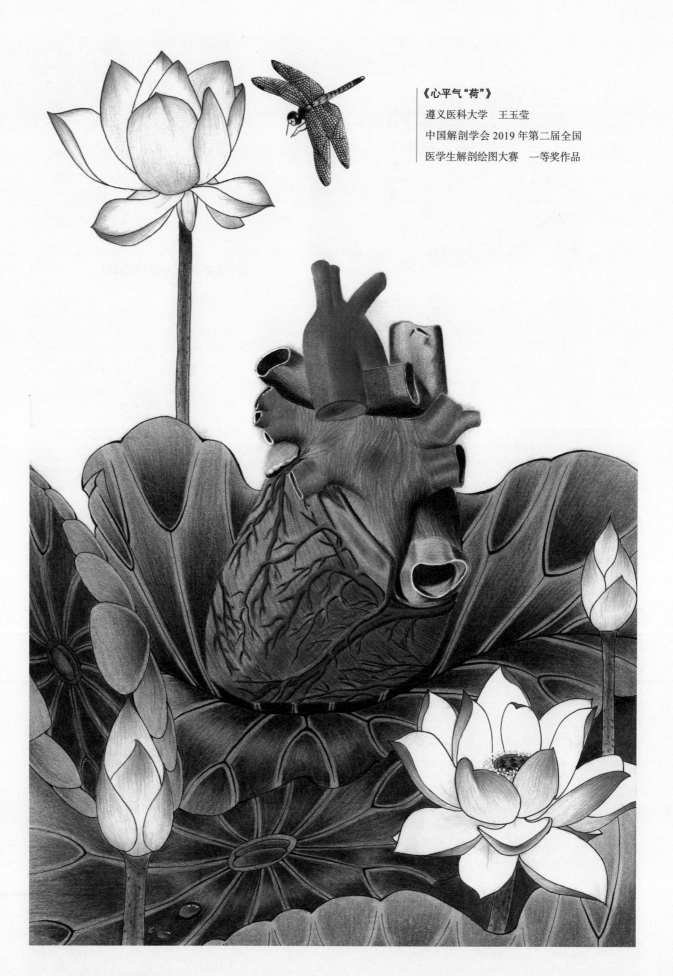

《心平气"荷"》

遵义医科大学　王玉莹

中国解剖学会 2019 年第二届全国

医学生解剖绘图大赛　一等奖作品

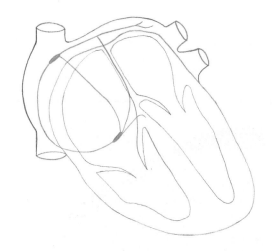

图 1-3-3C

房室结是房室交界区的中央部分,有结间束与其相连。房室结的前端变细,形成房室束,穿过中心纤维体。

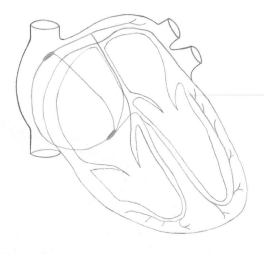

图 1-3-3D

房室束继续走行在室间隔肌部与中心纤维体之间,并发出左束支和右束支。左、右束支分别走行在室间隔左、右侧心内膜下,继而再发出分支交织成浦肯野纤维网。

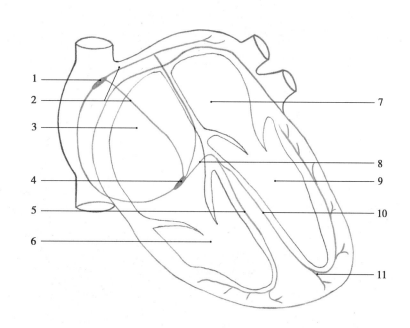

图 1-3-3　心的传导系统

1. 窦房结	2. 结间束	3. 右心房
4. 房室结	5. 右束支	6. 右心室
7. 左心房	8. 房室束	9. 左心室
10. 左束支	11. 浦肯野纤维	

　　心传导系主要功能是产生和传导冲动,控制心的节律性活动。窦房结是心的正常起搏点,其产生的冲动首先经结间束传导至左、右心房,心房肌先发生收缩。结间束将冲动传导至房室结,再经过房室束和左、右束支分别到达左、右心室,心室肌再发生收缩。在心传导系的控制下,心房先收缩,经房室口将血液排到心室;心室再收缩,经主动脉口和肺动脉口将血液排到主动脉和肺动脉。

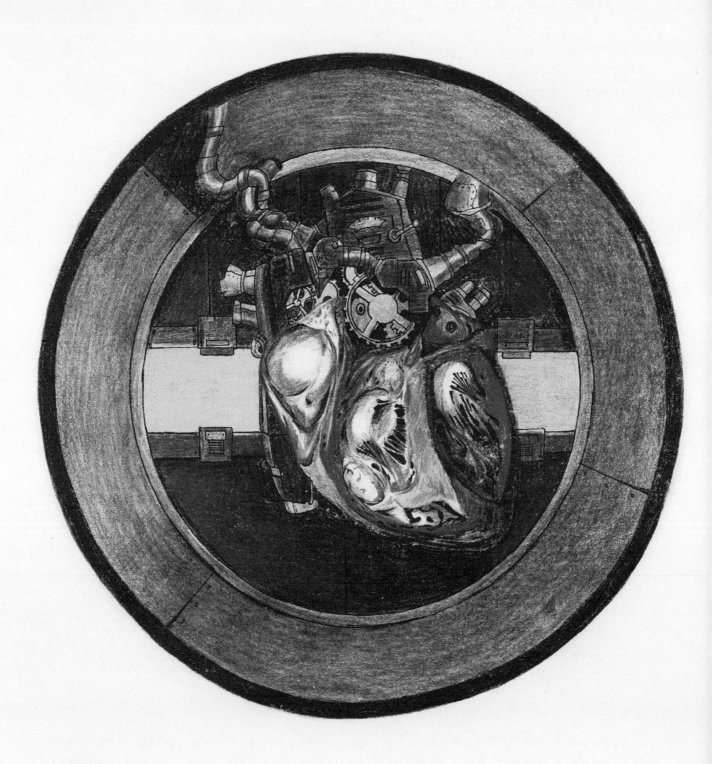

《心动力》

佳木斯大学　张鑫

中国解剖学会 2019 年第二届全国

医学生解剖绘图大赛　一等奖作品

图 1-3-4 心包横窦、心包斜窦

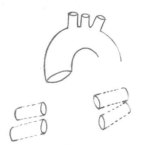

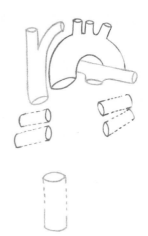

图 1-3-4A

主动脉起自左心室,向上走行部分为升主动脉,向左后方弯曲部分为主动脉弓。四条左、右肺静脉汇入左心房。

图 1-3-4B

上腔静脉向下注入右心房,下腔静脉向上注入右心房。

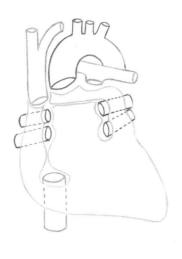

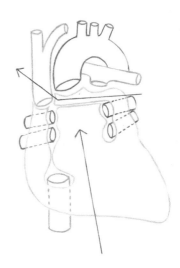

图 1-3-4C

肺动脉干起自右心室,向后上方走行分为左右肺动脉。心包腔为浆膜性心包脏层和壁层互相转折所形成的间隙。由于在心底处有大血管突入心包腔,因而在腔内形成一些管道和隐窝,即心包窦。

图 1-3-4D

心包横窦位于升主动脉及肺动脉干后方,左心房及上腔静脉前面;心包斜窦位于心底后面,其形状似开口向下的盲囊。

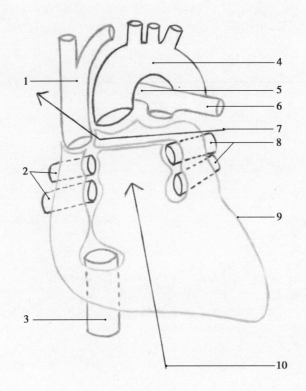

图 1-3-4　心包横窦、心包斜窦

1. 上腔静脉
2. 右肺静脉
3. 下腔静脉
4. 主动脉弓
5. 右肺动脉
6. 左肺动脉
7. 心包横窦
8. 左肺静脉
9. 心包（切开缘）
10. 心包斜窦

　　心包腔为浆膜性心包脏层和壁层互相转折所形成的间隙,其转折形式与腹膜相似。由于在心底处有大血管突入心包腔,因而在腔内形成一些管道和隐窝,即心包窦。心包窦包括心包横窦和心包斜窦。

图 1-3-5　全身动脉主干

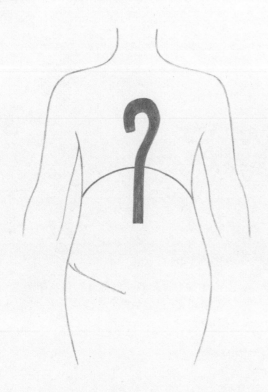

图 1-3-5A

主动脉起自左心室,先上升,再左后呈弓状弯曲继而转向下走行。穿经膈的主动脉裂孔至腹腔。主动脉分为升主动脉、主动脉弓和降主动脉。降主动脉以膈肌为界分为胸主动脉和腹主动脉。

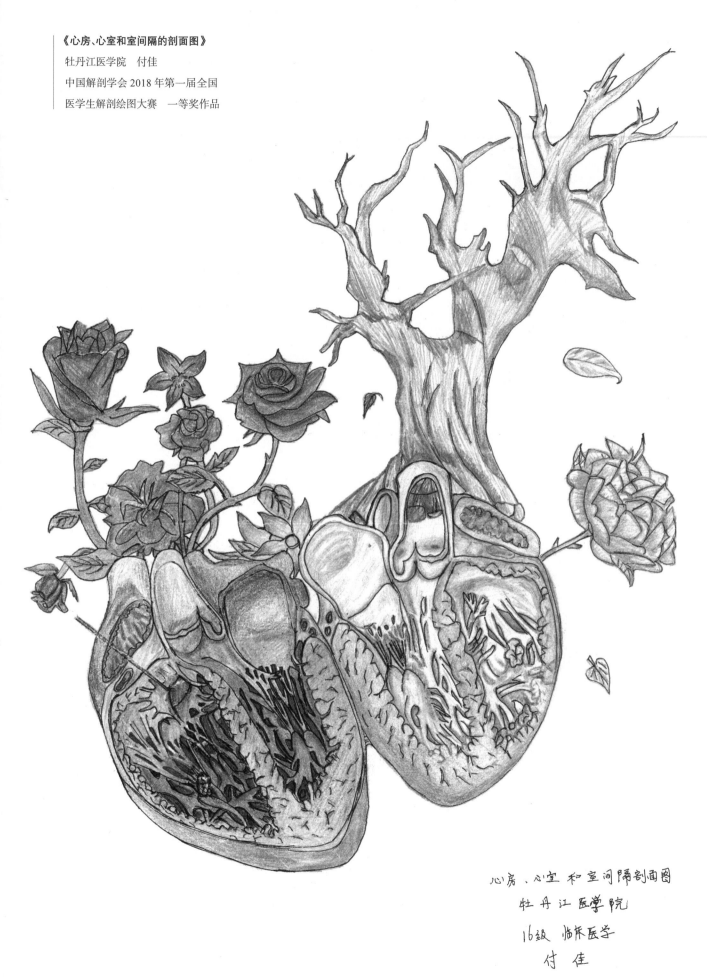

心房、心室 和 室间隔剖面图

牡 丹 江 医学院

16级 临床医学

付 佳

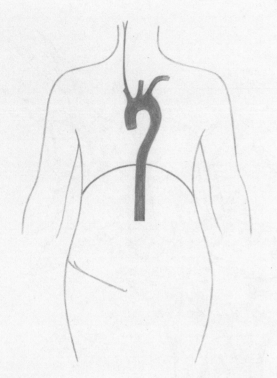

图 1-3-5B

主动脉弓上从右向左依次发出 3 个分支：头臂干、左颈总动脉、左锁骨下动脉。头臂干又分为右颈总动脉和右锁骨下动脉。颈总动脉主要给头、颈部供血。

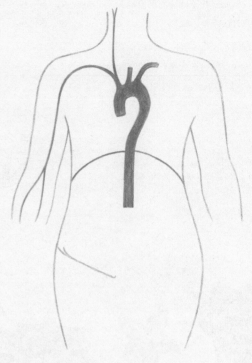

图 1-3-5C

锁骨下动脉出胸廓上口，经过颈部后到达上肢。在腋腔，锁骨下动脉移行为腋动脉；在臂部，腋动脉移行为肱动脉；在肘窝处，肱动脉分为尺动脉、桡动脉。

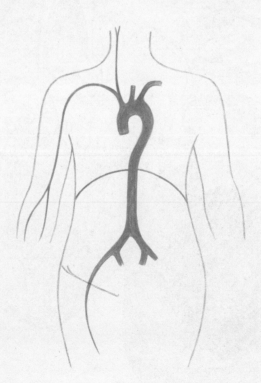

图 1-3-5D

腹主动脉末端分为左、右髂总动脉；髂总动脉又分为髂内动脉和髂外动脉；髂内动脉主要为盆腔供血，髂外动脉走向外下，经过腹股沟至下肢，移行为股动脉。

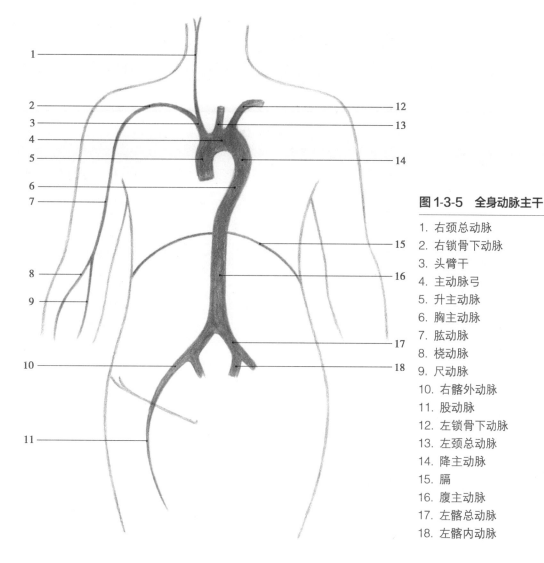

图 1-3-5　全身动脉主干

1. 右颈总动脉
2. 右锁骨下动脉
3. 头臂干
4. 主动脉弓
5. 升主动脉
6. 胸主动脉
7. 肱动脉
8. 桡动脉
9. 尺动脉
10. 右髂外动脉
11. 股动脉
12. 左锁骨下动脉
13. 左颈总动脉
14. 降主动脉
15. 膈
16. 腹主动脉
17. 左髂总动脉
18. 左髂内动脉

　　体循环动脉的主干为主动脉,全身各级动脉均直接或间接自此动脉发出。各部位的动脉干发出分支给相应的器官、组织供血。由于功能的需要,在动脉的走行过程中,位于两条动脉之间、动脉干的侧支间,或细小动脉之间常有许多吻合支或交通支存在,以保证器官、组织的血液供应。

图 1-3-6　主动脉的分支

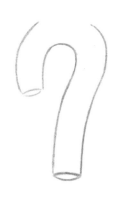

图 1-3-6A

升主动脉从左心室的主动脉口起始,向前上右方斜向上升,至胸骨角高度移行为主动脉弓。主动脉弓先向左上,再向后下形成180°的弓状弯曲,移行为胸主动脉。

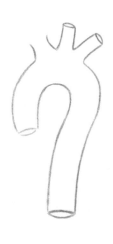

图 1-3-6B

主动脉弓凸侧从右向左发出三个分支:头臂干、左颈总动脉和左锁骨下动脉。

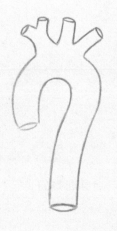

图 1-3-6C

头臂干分为右颈总动脉和右锁骨下动脉。左、右颈总动脉向上走行至头、颈部；左、右锁骨下动脉向外侧走行至上肢。

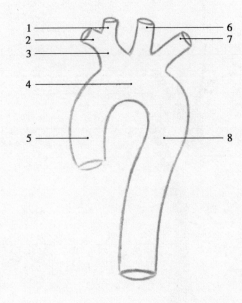

图 1-3-6　主动脉的分支

1. 右颈总动脉
2. 右锁骨下动脉
3. 头臂干
4. 主动脉弓
5. 升主动脉
6. 左颈总动脉
7. 左锁骨下动脉
8. 降主动脉

主动脉弓分支类型变异较多，最为常见类型是发出头臂干、左颈总动脉和左锁骨下动脉三支（约占85%）；头臂干与左颈总动脉共干发出，左锁骨下动脉单独发出（约占8%）；直接发出四支：头臂干、左颈总动脉、左椎动脉、左锁骨下动脉（约占3%）；或其他极少见类型。

图 1-3-7　头颈部的动脉干

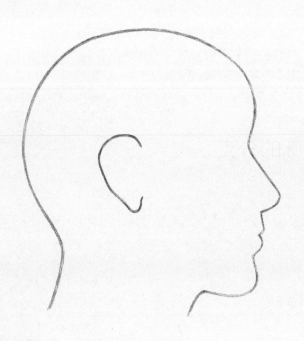

图 1-3-7A

头颈部右侧面观。头部分为后上方的颅部和前下方的面部。颅部包括颅顶、颅底以及内部的颅腔；面部包括面浅部和面侧区深部。

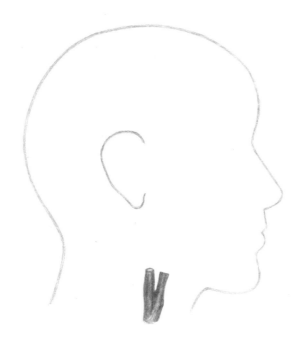

图 1-3-7B

颈总动脉向上走行至甲状软骨上缘高度分为颈内动脉和颈
外动脉。

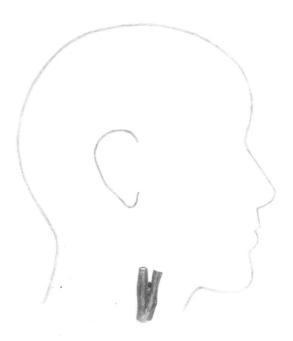

图 1-3-7C

颈总动脉末端和颈内动脉起始处的膨大部分,为颈动脉窦,为压力
感受器;位于颈总动脉分叉处后方的扁椭圆形小体,为颈动脉小球,
为化学感受器。

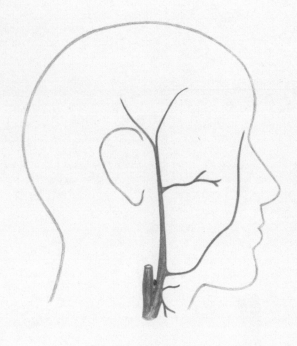

图 1-3-7D

颈外动脉向上走行,相继发出甲状腺上动脉、舌动脉、面动脉、上颌动脉、颞浅动脉等分支,主要分布于颈部、面部以及颅顶部;颈内动脉在颈部和面部无分支,主干向上进入颅腔。

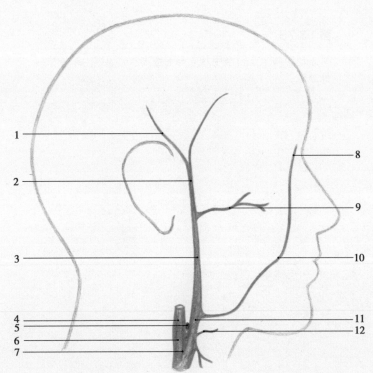

图 1-3-7 头颈部的动脉干

1. 颞浅动脉顶支	2. 颞浅动脉	3. 颈外动脉
4. 颈内动脉	5. 颈动脉小球	6. 颈动脉窦
7. 颈总动脉	8. 内眦动脉	9. 上颌动脉
10. 面动脉	11. 颈外动脉	12. 舌动脉

　　颈动脉窦为压力感受器,能感受血管内血压变化的刺激,将信息传到脑,通过反射调节机制,使心脏工作减缓,末梢血管舒张,血压下降;颈动脉小球为化学感受器,能感受血液中 CO_2 浓度变化的刺激,将神经冲动传导脑,反射地调节呼吸运动。

图 1-3-8　上肢的动脉主干

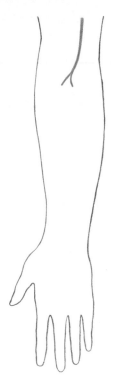

图 1-3-8A

肱动脉主干沿肱二头肌内侧下行至肘窝,其末端在桡骨颈高度分为外侧的桡动脉和内侧的尺动脉。

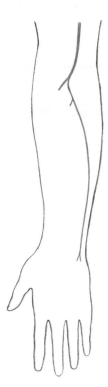

图 1-3-8B

尺动脉发出后向内下走行至前臂的内侧部,其主干最终至手部。尺动脉在其起始点稍下处发出骨间总动脉;在腕部发出掌深支。

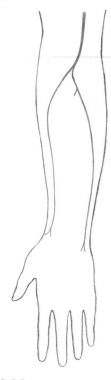

图 1-3-8C

桡动脉发出后向外下走行至前臂的外侧部,当其主干到达腕部时绕桡骨茎突转至手背。桡动脉在腕部发出掌浅支。

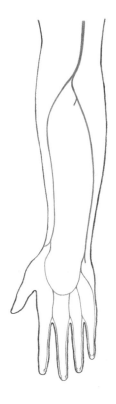

图 1-3-8D

尺动脉的末端与桡动脉的掌浅支组成掌浅弓。掌浅弓上发出三条指掌侧总动脉和小指尺掌侧动脉。各指掌侧总动脉分成两条指掌侧固有动脉,沿相应的指侧缘走行。

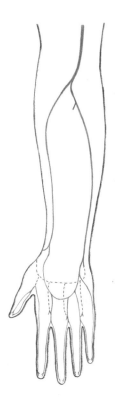

图 1-3-8E

桡动脉在手掌深部发出拇主要动脉,并继而分为三支至拇指两侧缘及示指桡侧缘。桡动脉的末端与尺动脉的掌深支组成掌深弓。掌深弓发出三条掌心动脉,并与指掌侧总动脉相吻合。

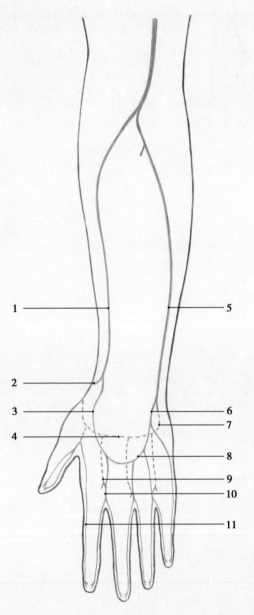

图 1-3-8　上肢的动脉主干

1. 桡动脉
2. 桡动脉终支
3. 桡动脉掌浅支
4. 掌深弓
5. 尺动脉
6. 尺动脉终支
7. 尺动脉掌深支
8. 掌浅弓
9. 掌心动脉
10. 指掌侧总动脉
11. 指掌侧固有动脉

　　尺动脉发出的骨间总动脉为一短干,继而分为骨间前动脉和骨间后动脉,分别向下走行与骨间膜的前后面,两者主要发分支营养附近的肌肉和骨骼。

图 1-3-9　下肢的动脉主干

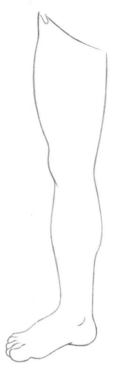

图 1-3-9A

下肢前内侧面观,下肢与腹部以腹股沟为界。下肢的外上方有髂前上棘,踝部的内侧有内踝,均为体表标记。

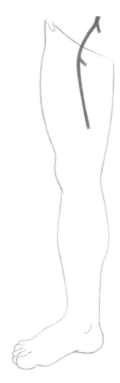

图 1-3-9B

髂外动脉来自髂总动脉,向下经过腹股沟韧带中点后方至股前区,延续为股动脉。股动脉主干向下走行,并偏向内侧。在腹股沟中点稍下方,股动脉发出股深动脉等。

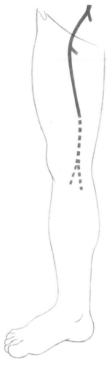

图 1-3-9C

股动脉在大腿下部穿收肌腱裂孔至股后区,继而向下走行至腘窝处,延续为腘动脉。腘动脉在腘窝处分为:胫前动脉和胫后动脉。

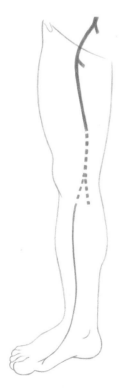

图 1-3-9D

胫前动脉穿小腿骨间膜至小腿前区,继续向下走行,经踝的前方至足背,延续为足背动脉。

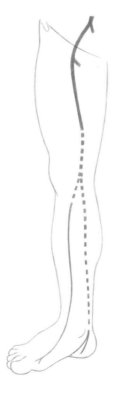

图 1-3-9E

胫后动脉继续走行于小腿后区,经内踝后方的踝管,至足底,分为足底内侧动脉和足底外侧动脉。

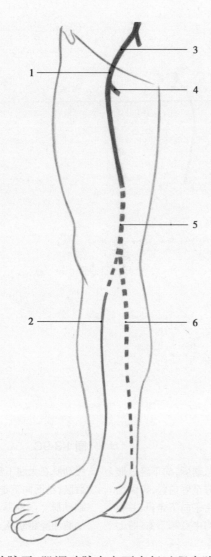

图 1-3-9　下肢的动脉主干

1. 股动脉
2. 胫前动脉
3. 髂外动脉
4. 股深动脉
5. 腘动脉
6. 胫后动脉

　　股后区缺少动脉干,股深动脉在向下走行过程中阶段性的发出若干条穿动脉,分别穿行至股后区进行供血。

图 1-3-10　腹主动脉分支

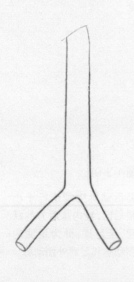

图 1-3-10A

胸主动脉穿膈入腹腔,延续为腹主动脉。腹主动脉末端分为左、右髂总动脉。

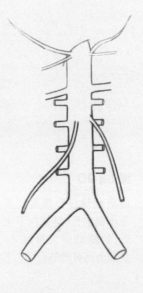

图 1-3-10B

腹主动脉再发出成对的分支:膈下动脉、肾上腺中动脉、肾动脉、睾丸(卵巢)动脉以及 4 对腰动脉。

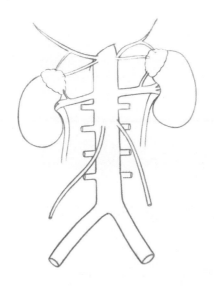

图1-3-10C

膈下动脉发出肾上腺上动脉。肾动脉经肾门入肾,并在入肾门之前发出肾上腺下动脉。

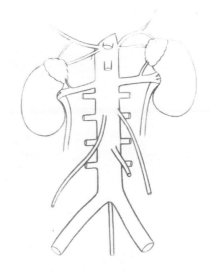

图1-3-10D

腹主动脉还发出单一的动脉分支:腹腔干、肠系膜上动脉、肠系膜下动脉和骶正中动脉。

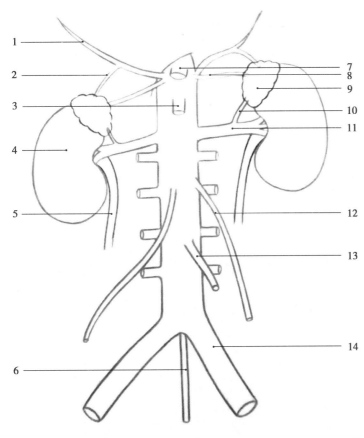

图1-3-10　腹主动脉分支

1. 膈下动脉
2. 肾上腺上动脉
3. 肠系膜上动脉
4. 肾
5. 输尿管
6. 骶正中动脉
7. 腹腔干
8. 肾上腺中动脉
9. 肾上腺
10. 肾上腺下动脉
11. 肾动脉
12. 睾丸(卵巢)动脉
13. 肠系膜下动脉
14. 髂总动脉

　　腹主动脉是降主动脉的腹段,从膈的主动脉裂孔处起始,下降至第4腰椎椎体下缘处分为左、右髂总动脉。腹主动脉的分支包括脏支和壁支,且脏支较壁支粗大。腹主动脉脏支可分为不成对的脏支和成对的脏支。不成对的脏支有腹腔干、肠系膜上动脉和肠系膜下动脉,成对的脏支有肾上腺中动脉、肾动脉和睾丸(卵巢)动脉。

《无题》

大连医科大学　吴聃宁

中国解剖学会 2018 年第一届全国

医学生解剖绘图大赛　一等奖作品

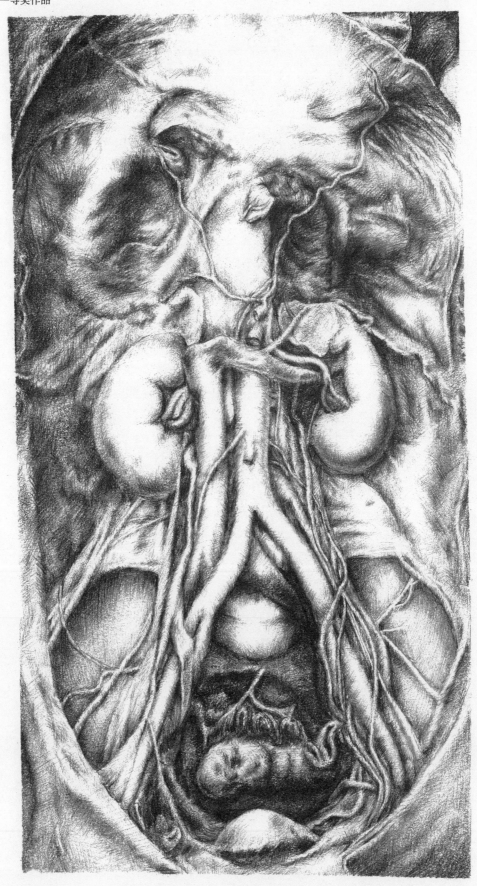

图 1-3-11　子宫动脉

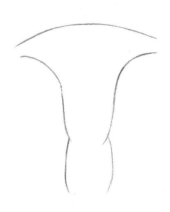

图 1-3-11A

子宫的上端宽而圆凸的部分为子宫底;下端较窄呈圆柱状的部分为子宫颈;中部为子宫体。子宫颈向下与阴道相续。

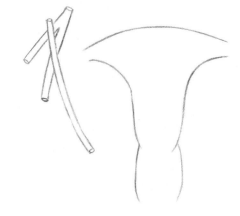

图 1-3-11B

髂总动脉分为髂内动脉和髂外动脉。输尿管盆部斜向内下方走行,经过髂总动脉分叉处的前方。

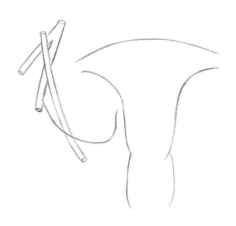

图 1-3-11C

子宫动脉起自髂内动脉,发出后向内下方走行,并越过输尿管的前方,至子宫颈的侧缘处,然后迂曲上行。

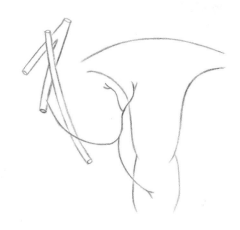

图 1-3-11D

子宫动脉向内、向内下发分支至子宫颈、阴道上部;向上走行发分支至子宫体、子宫底;终支走行至子宫角处时分为输卵管支和卵巢支。

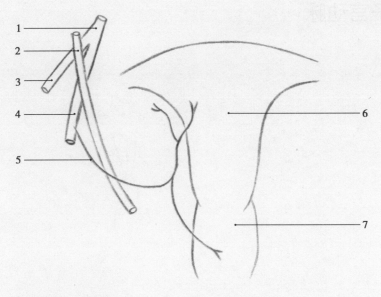

图 1-3-11　子宫动脉

1. 髂总动脉　　2. 输尿管　　3. 髂外动脉　　4. 髂内动脉
5. 子宫动脉　　6. 子宫　　　7. 阴道

　　在距子宫颈外侧缘约 2cm 处,子宫动脉越过输尿管的前上方,并发细支营养输尿管。子宫切除术中结扎子宫动脉时,常因误扎输尿管或伤及营养输尿管的血管,导致术后尿闭或血尿。

图 1-3-12　上腔静脉

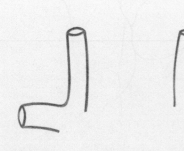

图 1-3-12A

头颈部静脉血回流的主干为颈内静脉。上肢静脉血回流的主干为锁骨下静脉。颈内静脉与锁骨下静脉汇合,此汇合处的夹角称为静脉角。

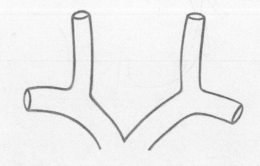

图 1-3-12B

同侧的颈内静脉与锁骨下静脉汇合成头臂静脉。左头臂静脉比右头臂静脉长。

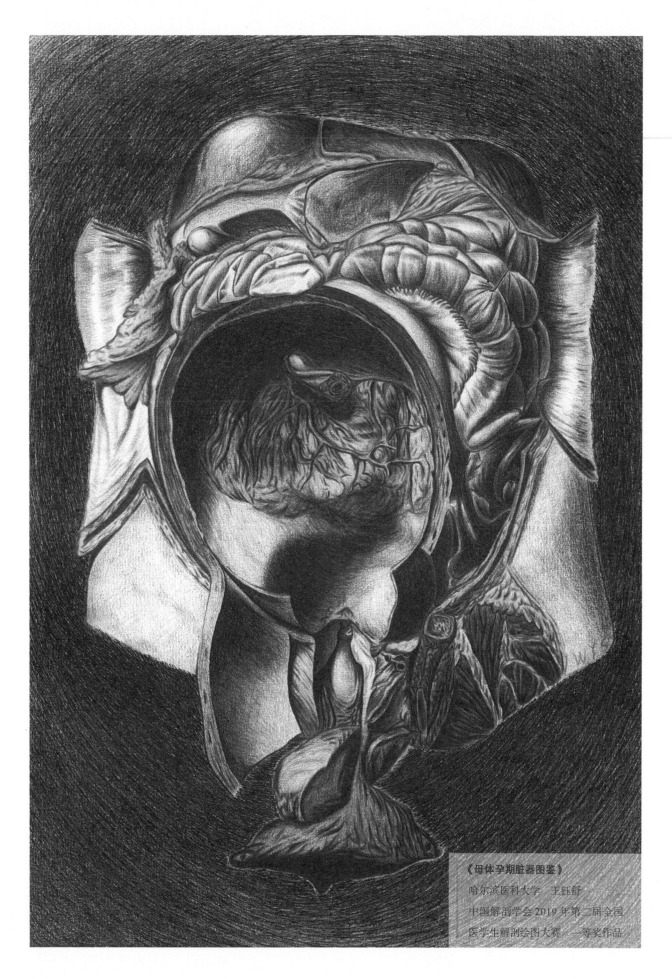

《母体孕期脏器图鉴》

哈尔滨医科大学　王钰舒

中国解剖学会 2019 年第二届全国
医学生解剖绘图大赛　一等奖作品

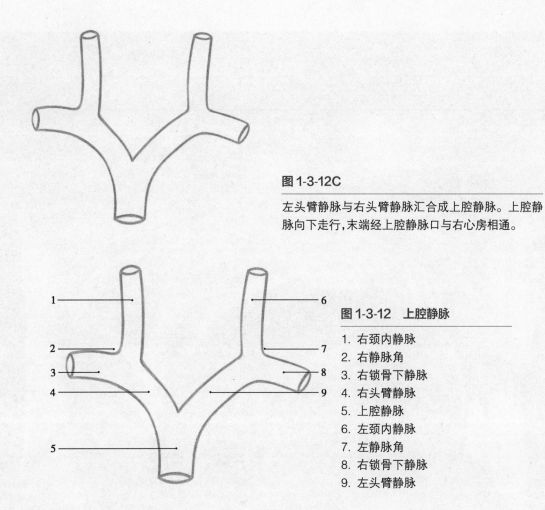

图 1-3-12C

左头臂静脉与右头臂静脉汇合成上腔静脉。上腔静脉向下走行,末端经上腔静脉口与右心房相通。

图 1-3-12　上腔静脉

1. 右颈内静脉
2. 右静脉角
3. 右锁骨下静脉
4. 右头臂静脉
5. 上腔静脉
6. 左颈内静脉
7. 左静脉角
8. 右锁骨下静脉
9. 左头臂静脉

　　同侧的颈内静脉和锁骨下静脉在胸锁关节的后方汇合成头臂静脉,汇合处的夹角称为静脉角。左侧静脉角有胸导管注入;右侧静脉角有右淋巴导管注入。

图 1-3-13　头颈部静脉

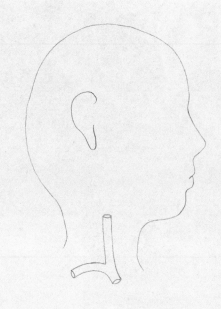

图 1-3-13A

头颈部右侧面观,颈内静脉与锁骨下静脉汇合成头臂静脉。

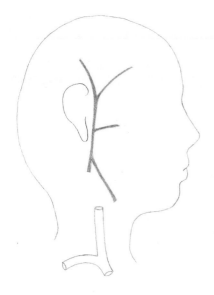

图 1-3-13B

颞浅静脉与上颌静脉汇合组成下颌后静脉。下颌后静脉分为前后两支。

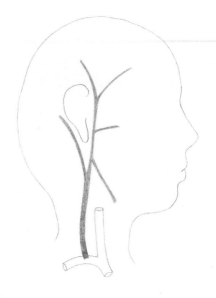

图 1-3-13C

下颌后静脉的后支与耳后静脉汇合成颈外静脉。颈外静脉向下注入锁骨下静脉。

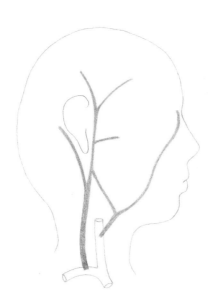

图 1-3-13D

面静脉起自内眦静脉,斜向下后方走行,在下颌角附近与下颌后静脉的前支汇合,最终注入颈内静脉。

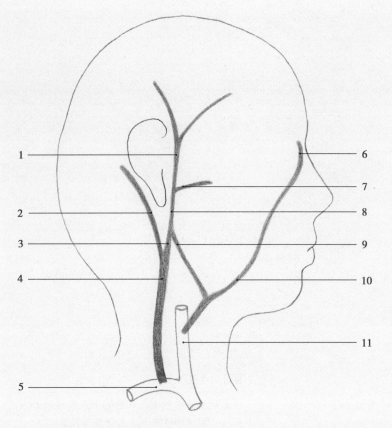

图 1-3-13　头颈部静脉

1. 颞浅静脉
2. 耳后静脉
3. 下颌后静脉后支
4. 颈外静脉
5. 锁骨下静脉
6. 内眦静脉
7. 上颌静脉
8. 下颌后静脉
9. 下颌后静脉前支
10. 面静脉
11. 颈内静脉

　　头颈部的浅静脉包括面静脉、颞浅静脉和颈外静脉;深静脉包括颈内静脉和锁骨下静脉。颈外静脉主要收集头皮和面部的静脉血。正常人站位或坐位时,颈外静脉常不显露。当心脏病或上腔静脉阻塞引起颈外静脉回流不畅时,在体表可见该静脉充盈轮廓,称为颈静脉怒张。

图 1-3-14　上肢浅静脉

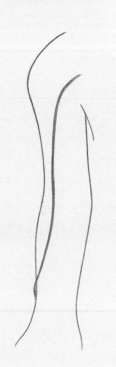

图 1-3-14A

头静脉由背侧绕过前臂桡侧缘至前臂前面,并沿前臂、肘和臂部的偏外侧向上走行,最终由浅入深注入腋静脉或锁骨下静脉。

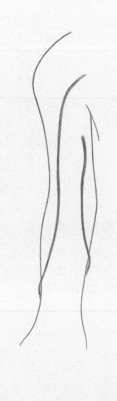

图 1-3-14B

贵要静脉由背侧绕过前臂尺侧缘至前臂前面,并沿前臂、肘和臂部下中段的偏内侧向上走行,最终由浅入深注入肱静脉。

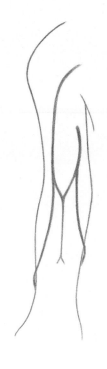

图 1-3-14C

肘正中静脉位于肘窝处,向外与头静脉相连;向内与贵要静脉相连。前臂正中静脉沿前臂前面,在头静脉与贵要静脉之间向上走行,末端注入肘正中静脉。

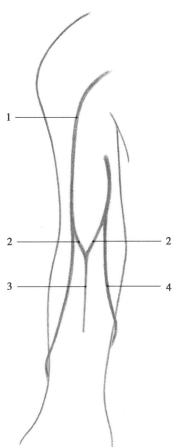

图 1-3-14 上肢浅静脉

1. 头静脉
2. 肘正中静脉
3. 前臂正中静脉
4. 贵要静脉

肘正中静脉管径较粗大,在肘窝中部接受来自深静脉的交通支,此静脉虽位于皮下,但较固定,临床上常在此处进行采血或静脉穿刺。

图 **1-3-15** 大隐静脉

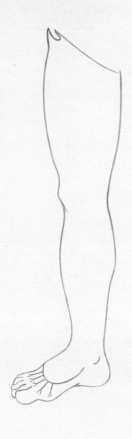

图 1-3-15A

足背静脉弓横位于跖骨远
侧端。其内、外侧端向后移
行为内、外侧缘静脉,分别
与大隐静脉和小隐静脉相
延续。

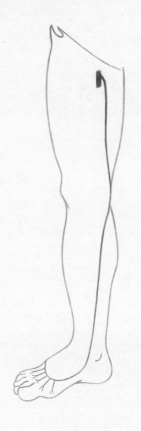

图 1-3-15B

大隐静脉起自足背静脉弓
的内侧端,向上经内踝的前
方,至小腿的内侧缘。之后
继续向上经小腿部、膝部、
股前区中下部的内侧缘,最
后转向股前区,并由浅入深
注入股静脉。

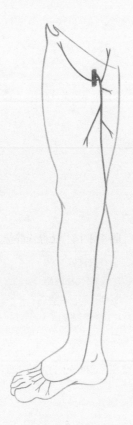

图 1-3-15C

大隐静脉的末段属支包括:旋髂
浅静脉、腹壁浅静脉、阴部外静
脉、股内侧静脉和股外侧静脉。

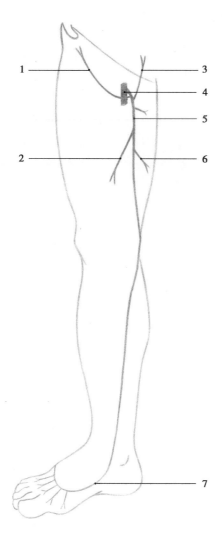

图 1-3-15　大隐静脉

1. 旋髂浅静脉
2. 股外侧静脉
3. 腹壁浅静脉
4. 股静脉
5. 大隐静脉
6. 股内侧静脉
7. 足背静脉弓

　　大隐静脉是全身最大的浅静脉,与深静脉之间存在广泛的交通支,当大隐静脉发生阻塞或结扎时,深静脉的血流量即增多。

图 1-3-16　小隐静脉

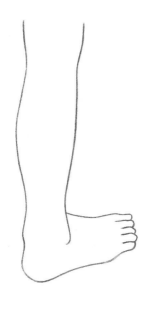

图 1-3-16A

小腿后外侧面观,股部与小腿部连接处为膝部,其背侧的凹陷称为腘窝。腓骨下端的突起为外踝,为踝部重要的体表标记。

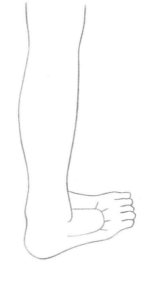

图 1-3-16B

足背静脉弓横位于跖骨远侧端。足背静脉弓的内、外侧端向后移行为内、外侧缘静脉,分别与大隐静脉和小隐静脉相延续。

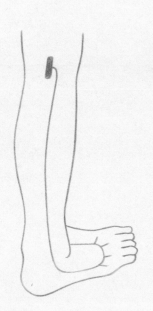

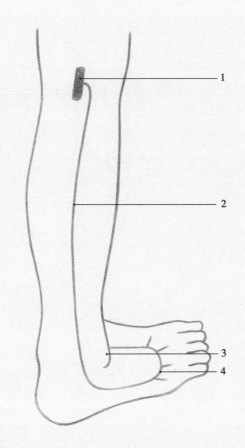

图 1-3-16C

小隐静脉起自足背静脉弓的外侧端,向后上方经过外踝的后方至小腿,上行过程中逐渐转至小腿后区的中部,行至腘窝处时由浅入深注入腘静脉。

图 1-3-16　小隐静脉

1. 腘静脉
2. 小隐静脉
3. 外踝
4. 足背静脉弓

　　小隐静脉在足背与深静脉间有交通支,接受小腿后面的多数静脉属支,向上、向内以数支静脉与大隐静脉相连。

图 1-3-17　奇静脉

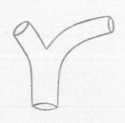

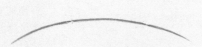

图 1-3-17A

膈肌分隔胸腔与腹腔。在胸腔上纵隔的前层,左、右头臂静脉汇合为上腔静脉。

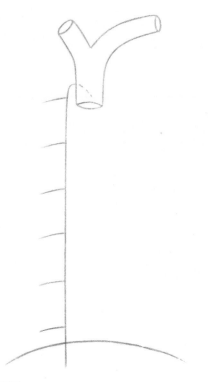

图 1-3-17B

奇静脉起自右腰升静脉,向上穿右膈脚后至胸腔,位置略偏向右侧。奇静脉于第 4 胸椎高度弯曲形成奇静脉弓向前注入上腔静脉。奇静脉主干在向上走行过程中阶段性的收集各肋间隙内的肋间后静脉。

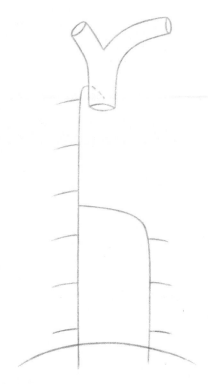

图 1-3-17C

半奇静脉起自左腰升静脉,向上穿左膈脚入胸腔,沿胸椎左侧上升,约至第 7~10 胸椎高度,向右横过脊柱前面注入奇静脉。半奇静脉主干在向上走行过程中收集第 8~11 左肋间后静脉。

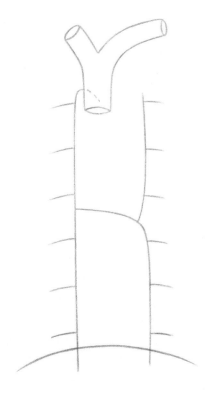

图 1-3-17D

副半奇静脉为一支纵行的静脉,位于后纵隔内,收集第 4~7 肋间后静脉,其下端汇入半奇静脉。

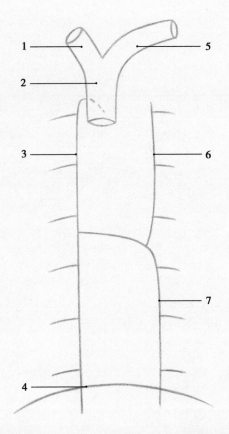

图 1-3-17 奇静脉

1. 右头臂静脉
2. 上腔静脉
3. 奇静脉
4. 膈
5. 左头臂静脉
6. 副半奇静脉
7. 半奇静脉

　　奇静脉、半奇静脉和副半奇静脉均为上腔静脉的属支，主要收集位于各肋间隙内的肋间后静脉。收集范围：副半奇静脉收集左侧上半部分最后注入半奇静脉；半奇静脉收集左侧下半部分；奇静脉收集右侧半部分。

图 1-3-18 肝门静脉、肝静脉

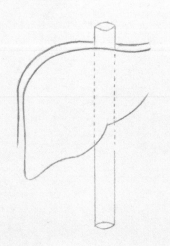

图 1-3-18A

肝前面观，左侧小而窄薄的部分为肝左叶；右侧大而宽厚的部分为肝右叶。肝的上面与膈相接触。下腔静脉位于腹后壁，由下向上走行，经过肝的腔静脉沟，穿膈腔静脉孔至胸腔。

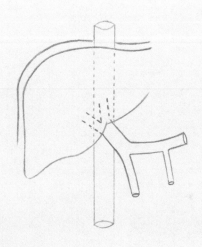

图 1-3-18B

肝门静脉由脾静脉和肠系膜上静脉汇合而成，肠系膜下静脉注入脾静脉。肝门静脉近肝门处分为左、右支，分别进入肝左叶、肝右叶。

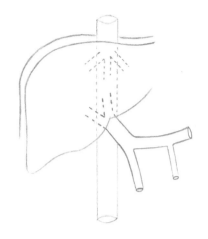

图 1-3-18C

肝门静脉及其在肝内的分支将收集的静脉血输送至肝内毛细血管,当代谢完成后又逐级汇合,最终形成肝左静脉、肝中静脉、肝右静脉,三条肝静脉汇入下腔静脉。

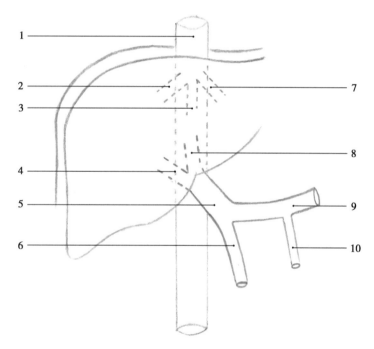

图 1-3-18　肝门静脉、肝静脉

1. 下腔静脉	2. 肝右静脉	3. 肝中静脉
4. 肝门静脉右支	5. 肝门静脉	6. 肠系膜上静脉
7. 肝左静脉	8. 肝门静脉左支	9. 脾静脉
10. 肠系膜下静脉		

　　肝门静脉是肝的功能性血管,远侧端起自腹盆部消化管(直肠下部和肛管除外)、食管腹段、胰、脾、胆囊等器官内的毛细血管丛,经肝门静脉各属支及主干将血液输送到肝内。入肝后,肝门静脉反复分支,最终形成窦状毛细血管。之后再经各级肝静脉收集,将血液运送至下腔静脉。

图 1-3-19　肝门静脉属支

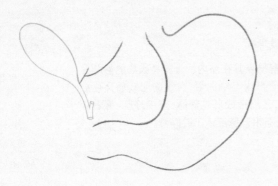

图 1-3-19A

食管腹段向下延续为胃。肝分为左右两叶,右叶胆囊窝处
有胆囊。

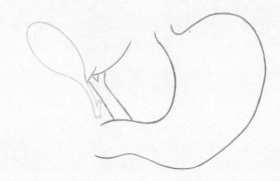

图 1-3-19B

肝门静脉分为左右支,分别进入肝左右叶。

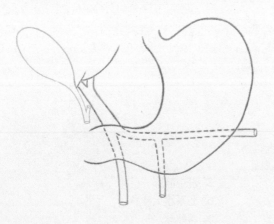

图 1-3-19C

肝门静脉是由脾静脉和肠系膜上静脉汇合而成,肠系膜下
静脉向上汇入到脾静脉。

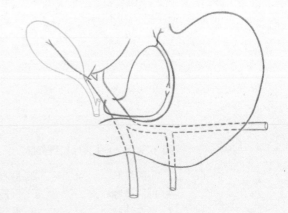

图 1-3-19D

肝门静脉的属支还包括胃左静脉、胃右静脉、胆囊静脉。

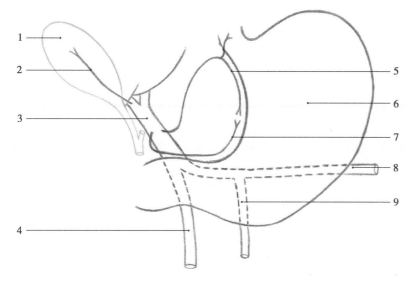

图 1-3-19　肝门静脉属支

1. 胆囊
2. 胆囊静脉
3. 肝门静脉
4. 肠系膜上静脉
5. 胃左静脉
6. 胃
7. 胃右静脉
8. 脾静脉
9. 肠系膜下静脉

　　肝门静脉系包括全部运送血液至肝的静脉。这些静脉接受腹盆部的消化管（直肠下部和肛管除外）、食管胸段的末端、胰、脾、胆囊以及肝圆韧带等处的血液。肝门静脉系是由不成对的静脉组成。肝门静脉的属支自上述各器官内的毛细血管丛起始，最后汇成一总干称为肝门静脉。当肝门静脉受阻时，血液依靠肝门静脉系与腔静脉之间的吻合支，经腔静脉系导流回心。

图 1-3-20　胸导管

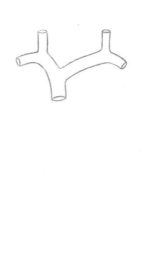

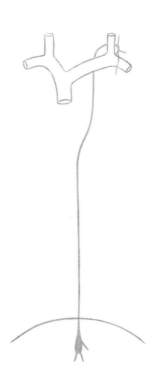

图 1-3-20A

膈位于胸腔与腹腔之间。上腔静脉由左、右头臂静脉汇合而成。乳糜池位于腹后壁，第 1 腰椎椎体前方，由左、右腰干和肠干汇合而成。

图 1-3-20B

胸导管起始于膨大的乳糜池，向上穿过膈的主动脉裂孔至胸腔，先沿脊柱右前方向上走行，至第 4、5 胸椎高度时偏向脊柱的左侧，于颈部绕过颈内静脉的后方弯曲斜向前下内最终注入左侧静脉角，其末段收纳左颈干、左锁骨下干和左支气管纵隔干。

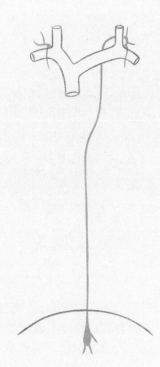

图 1-3-20C

右淋巴导管收纳右颈干、右锁骨下干和右支气管纵隔干，最终注入右侧静脉角。

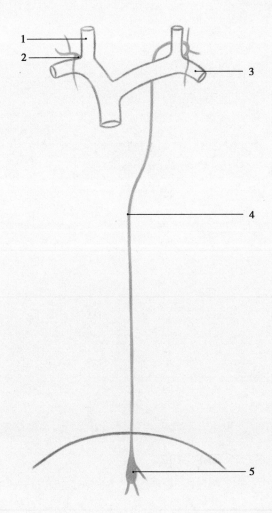

图 1-3-20　胸导管

1. 右颈内静脉
2. 右静脉角
3. 左锁骨下静脉
4. 胸导管
5. 乳糜池

　　组织液由毛细血管产生，其中小部分的水分和大分子物质进入毛细淋巴管，形成淋巴。淋巴经毛细淋巴管、淋巴管、淋巴干和淋巴导管汇入静脉血液中，最终随静脉血液回到右心房。

图 1-4-1　眼球壁及内容物

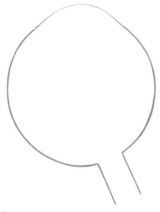

图 1-4-1A

眼球外膜又称纤维膜,角膜曲度较大,外凸内凹,占外膜的前 1/6;巩膜厚而坚韧,占外膜的后 5/6。靠近角膜缘处的巩膜实质内有环形的巩膜静脉窦。

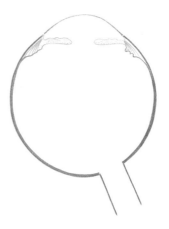

图 1-4-1B

眼球中膜又称血管膜,虹膜位于中膜的最前部,呈冠状位的圆盘形薄膜,其中央有圆形的瞳孔;睫状体位于中膜中部,是中膜最肥厚的部分,内有睫状肌;脉络膜位于中膜的后 2/3。

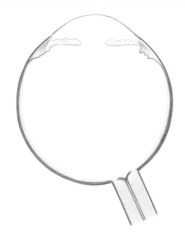

图 1-4-1C

眼球内膜又称视网膜,分为虹膜部、睫状体部和脉络膜部。眼球后极内侧约 3mm 处有一圆形区域称视神经盘,为视神经起始部位,其外侧约 3.5mm 有淡黄色区为黄斑,其中央凹陷为中央凹。

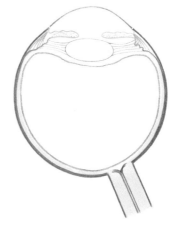

图 1-4-1D

晶状体位于虹膜的后方,呈双凸透镜状,前面曲度较小,后面曲度较大。睫状体的前部向内发出睫状小带与晶状体相连。晶状体后部为玻璃体。

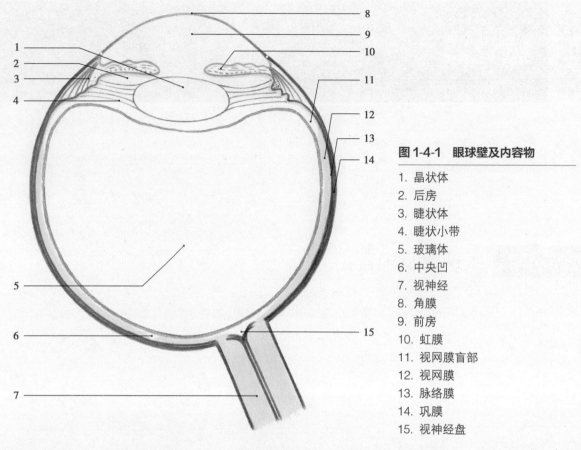

图 1-4-1 眼球壁及内容物

1. 晶状体
2. 后房
3. 睫状体
4. 睫状小带
5. 玻璃体
6. 中央凹
7. 视神经
8. 角膜
9. 前房
10. 虹膜
11. 视网膜盲部
12. 视网膜
13. 脉络膜
14. 巩膜
15. 视神经盘

　　眼球由眼球壁和眼球的内容物构成。眼球的内容物包括房水、晶状体、玻璃体。光波经角膜、房水、晶状体和玻璃体的折射后到达视网膜层,贴附于脉络膜内面的视网膜可视部含有感光细胞,将光波刺激转变为神经冲动,再通过视神经传导至视觉中枢。

图 1-4-2 房水循环

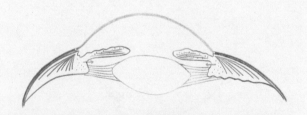

图 1-4-2A

眼房为眼内不规则的腔隙,位于角膜、晶状体和睫状体之间。房水由睫状体产生,首先进入虹膜后面的后房。

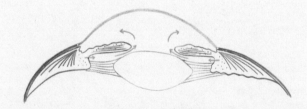

图 1-4-2B

虹膜与角膜之间的区域为眼前房,经瞳孔与后房相通。随着房水的不断产生,房水由后房经瞳孔进入前房。

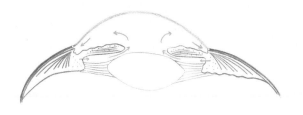

图 1-4-2C

前房内的房水流向虹膜角膜角,最终进入巩膜静脉窦,通过眼静脉回吸收。

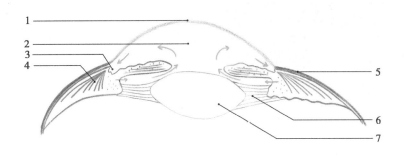

图 1-4-2　房水循环

1. 角膜
2. 前房
3. 虹膜角膜角
4. 睫状肌
5. 巩膜
6. 睫状小带
7. 晶状体

　　房水为无色透明的液体,充满在眼房内。房水除了可以折射光波外,还可为角膜和晶状体提供营养并维持正常的眼压。房水通过瞳孔很少受阻,故眼前房和后方的压力大致相等。在某些病理情况下,房水通过瞳孔受阻时,如虹膜后粘连或瞳孔闭锁,房水则滞于眼后房内,导致眼压增高,临床上称为继发性青光眼。

图 1-4-3　前庭蜗器

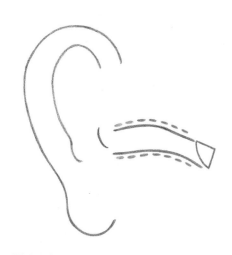

图 1-4-3A

外耳包括耳郭、外耳道和鼓膜。

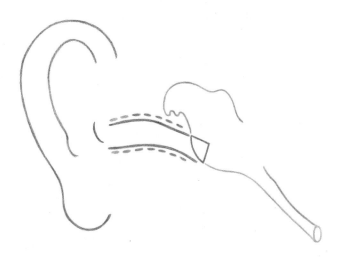

图 1-4-3B

中耳为含气不规则腔隙,借咽鼓管与鼻咽部相通。中耳包括鼓室、咽鼓管、乳突窦和乳突小房。

《眼观六路(眼球脉络膜内的血管分布)》

内蒙古医科大学　郭思宇

中国解剖学会 2019 年第二届全国

医学生解剖绘图大赛　一等奖作品

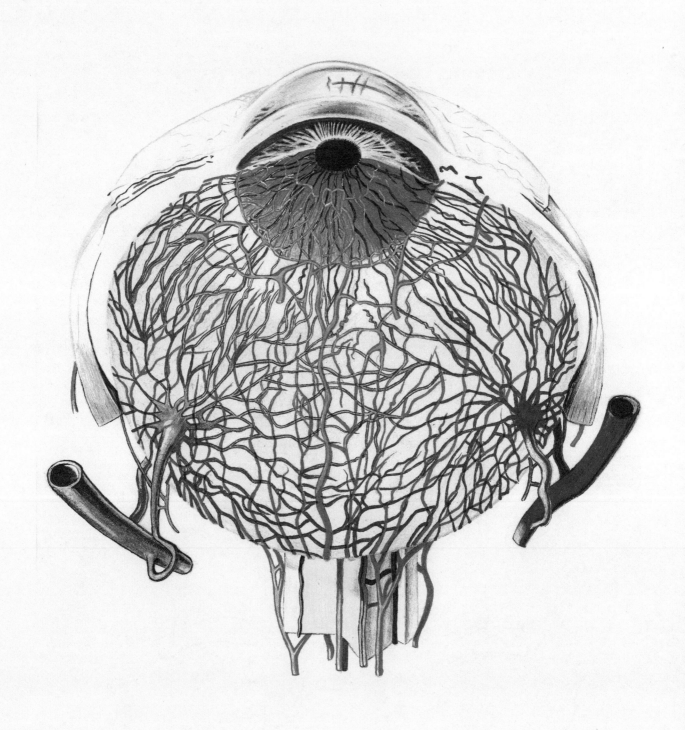

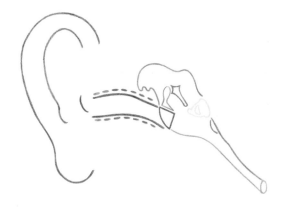

图1-4-3C

鼓室内有听骨链,包括锤骨、砧骨和镫骨。

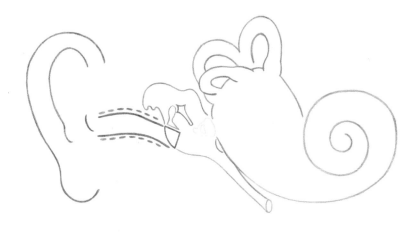

图1-4-3D

内耳外层为骨性的骨迷路,包括耳蜗、前庭和骨半规管。

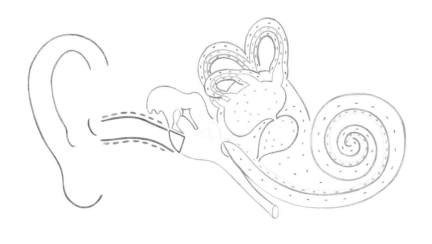

图1-4-3E

内耳内层为膜迷路,包括蜗管、球囊和椭圆囊、膜半规管。骨迷路与膜迷路间充满外淋巴,膜迷路内充满内淋巴。

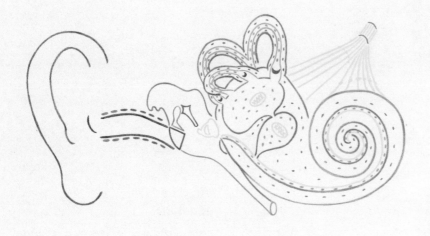

图 1-4-3F

感受器有螺旋器、球囊斑和椭圆囊
斑、壶腹嵴。

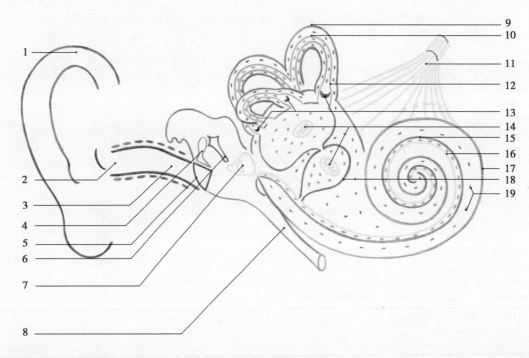

图 1-4-3 前庭蜗器

1. 耳郭	2. 外耳道软骨部	3. 外耳道骨部	4. 锤骨
5. 鼓膜	6. 砧骨	7. 镫骨	8. 咽鼓管
9. 骨半规管	10. 膜半规管	11. 前庭蜗神经	12. 膜壶腹
13. 壶腹嵴	14. 球囊斑和椭圆囊斑	15. 蜗管	16. 螺旋膜
17. 耳蜗	18. 球囊	19. 外淋巴	

　　前庭蜗器又称耳,包括平衡器和听器两部分。按部位分为外耳、中耳和内耳。外耳和中耳是声波的收集和传导装置,是前庭蜗器的附属器。听觉感受器和位置觉感受器位于内耳。听觉感受器是感受声波刺激的感受器;位置觉感受器是感受头部静态空间位置及直线、成角加速和减速运动刺激的感受器。

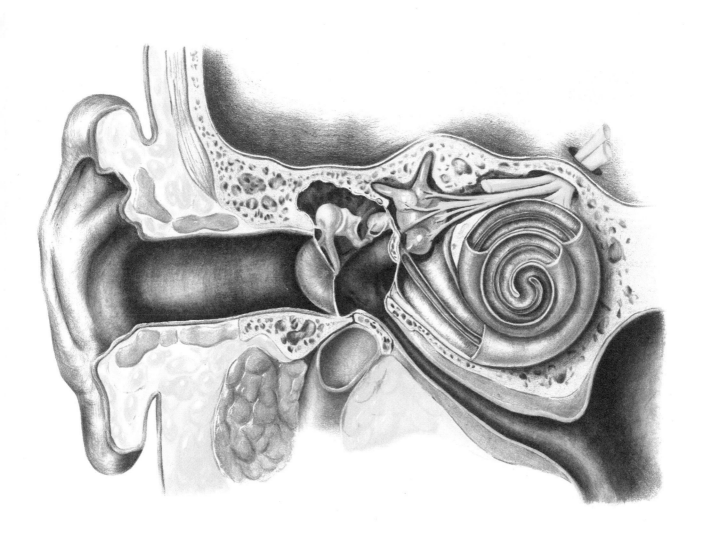

《耳的解剖结构》

河北医科大学　张玥瑶

中国解剖学会 2018 年第一届全国

医学生解剖绘图大赛　特等奖作品

图 1-5-1　脊髓横断面

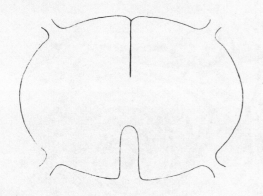

图 1-5-1A

脊髓呈前、后稍扁的圆柱形,其横断面上,前面正中为前正中裂,后面正中为后正中沟。前、后外侧面分别有一对前、后外侧沟,脊神经前、后根根丝附着。

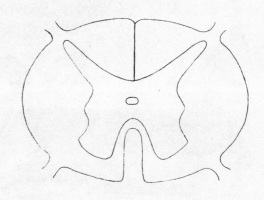

图 1-5-1B

位于脊髓中央的是灰质,呈"H"形,其中央处有一细小的中央管。

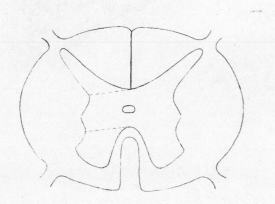

图 1-5-1C

在横切面上,灰质形成前角、后角以及两者之间的中间带。在胸髓和上腰髓处,中间带外侧部向外伸出形成侧角。

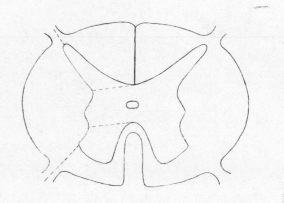

图 1-5-1D

在横切面上,白质借纵沟分为 3 个索:前正中裂与前外侧沟之间的前索;前、后外侧沟之间的外侧索;后外侧沟与后正中沟之间为后索。

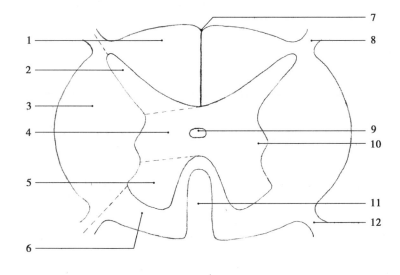

图 1-5-1 脊髓横断面

1. 后索
2. 脊髓灰质后角
3. 外侧索
4. 脊髓灰质中间带
5. 脊髓灰质前角
6. 前索
7. 后正中沟
8. 脊神经后根
9. 中央管
10. 脊髓灰质侧角
11. 前正中裂
12. 脊神经前根

  脊髓是中枢神经的低级部分,在构造上保留着阶段性,与分布于躯干和四肢的31对脊神经相连。脊髓与脑的各部之间有着广泛的纤维联系,正常状态下,脊髓的活动是在脑的控制下进行的。从脊髓的横断面观察,脊髓由围绕中央管的灰质和位于外围的白质组成。不同位置的脊髓横断面所含灰、白质的形态和比例不同。

图 1-5-2 脊髓灰质

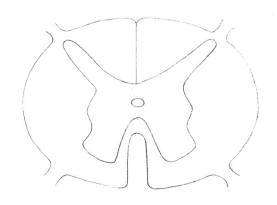

图 1-5-2A

脊髓横切面,中央处有中央管,围绕中央管周围是"H"形灰质,灰质的外周是白质。其中灰质包括前角、后角和中间带。

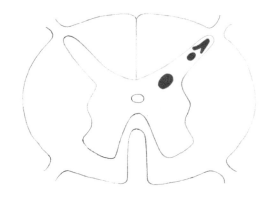

图 1-5-2B

脊髓灰质后角,由后外向前内有胶状质、后角固有核和胸核。

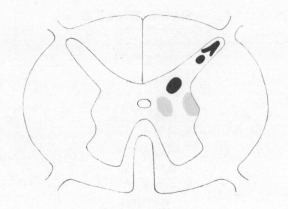

图 1-5-2C

脊髓灰质中间带有中间外侧核、中间内侧核。

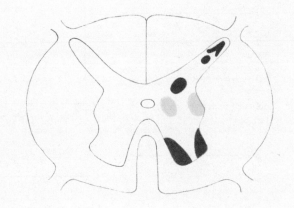

图 1-5-2D

脊髓灰质前角有前角内侧核、前角外侧核。

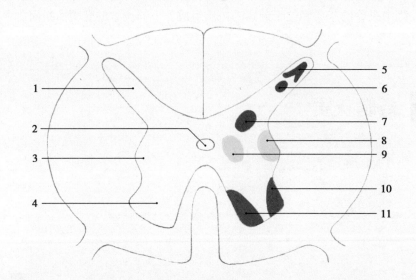

图 1-5-2　脊髓灰质

1. 后角	2. 中央管	3. 中间带
4. 前角	5. 胶状质	6. 后角固有核
7. 胸核	8. 中间外侧核	9. 中间内侧核
10. 外侧运动核	11. 内侧运动核	

　　脊髓灰质主要是神经元胞体及突起的聚集部位，功能相似的神经元胞体聚集形成神经核团。运动神经元位于灰质前角内，发出纤维支配骨骼肌的运动；感觉神经元位于脊髓后角内，接受后根传入的感觉性质的纤维；中间外侧核是交感神经节前神经元胞体所在的部位，即交感神经的低级中枢发出纤维到交感干。

图 1-5-3　脊髓白质

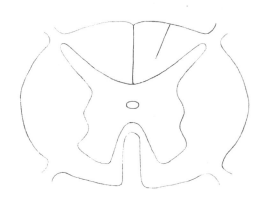

图 1-5-3A

脊髓横切面,中央处有中央管,围绕中央管周围是"H"形灰质,灰质的外周是白质。其中,白质包括前索、后索和外侧索。

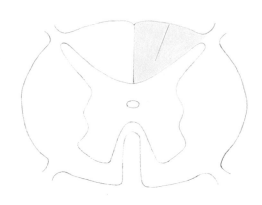

图 1-5-3B

脊髓白质后索内有位于内侧部的薄束和位于外侧部的楔束。

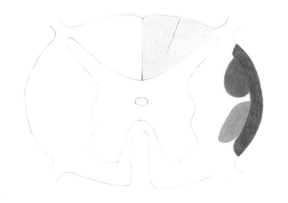

图 1-5-3C

外侧索内有位于周边部的脊髓小脑前束和脊髓小脑后束;位于前半部的脊髓丘脑侧束;位于后半部的皮质脊髓侧束。

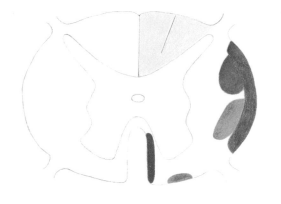

图 1-5-3D

前索内有脊髓丘脑前束和皮质脊髓前束。

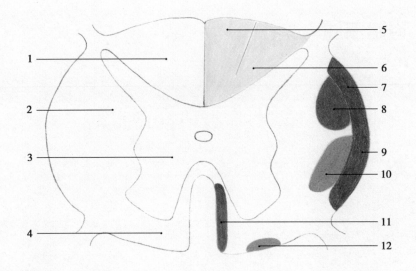

图 1-5-3　脊髓白质

1. 后索	2. 外侧索	3. 灰质
4. 前索	5. 薄束	6. 楔束
7. 脊髓小脑后束	8. 皮质脊髓侧束	9. 脊髓小脑前束
10. 脊髓丘脑侧束	11. 皮质脊髓前束	12. 脊髓丘脑前束

　　脊髓白质的神经纤维包括上行纤维、下行纤维和脊髓固有纤维。这些纤维组成了不同的纤维束。位于后索内的薄束和楔束传导同侧躯干和四肢的本体感觉和精细触觉;脊髓丘脑侧束和脊髓丘脑前束传导痛觉、温度觉和粗略触觉;皮质脊髓侧束和皮质脊髓前束为运动传导束,传导管理骨骼肌运动的下行纤维。

图 1-5-4　薄束、楔束

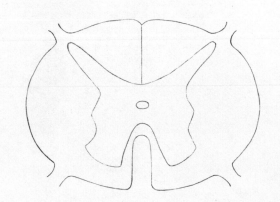

图 1-5-4A

脊髓白质后索有位于内侧的薄束和位于外侧的楔束。

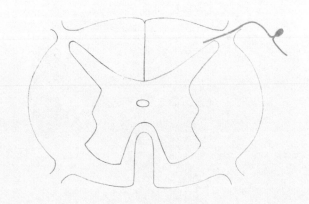

图 1-5-4B

脊神经节细胞的周围突分布于肌、肌腱、关节等处的本体感受器和皮肤的精细触觉感受器。中枢突经脊神经后根进入脊髓后索。

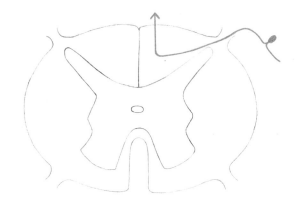

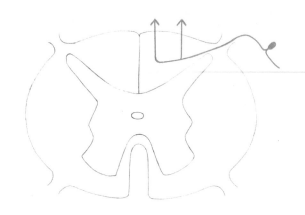

图1-5-4C

来自第5胸节以下的纤维组成后索的薄束上行。

图1-5-4D

来自第4胸节以上的纤维组成后索的楔束上行。

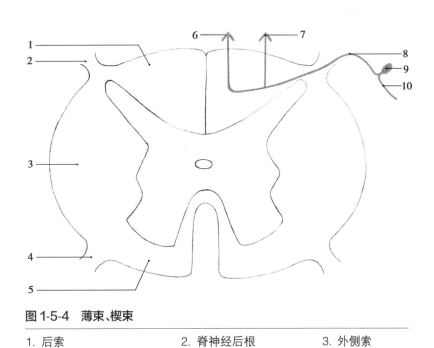

图1-5-4　薄束、楔束

1. 后索	2. 脊神经后根	3. 外侧索
4. 脊神经前根	5. 前索	6. 薄束
7. 楔束	8. 中枢突	9. 假单极神经元
10. 周围突		

　　薄束和楔束是脊神经后根内侧部的粗纤维在同侧脊髓后索的直接延续。薄束、楔束在后索上行,止于延髓的薄束核、楔束核。薄束和楔束传导同侧躯干和四肢的本体感觉和精细触觉信息。当脊髓后索病变时,本体感觉和精细触觉的信息不能向上传至大脑皮质。患者闭目时,不能确定关节的位置和方向,运动时出现感觉性共济失调。此为,患者精细触觉丧失。

图 1-5-5 　脊髓丘脑束

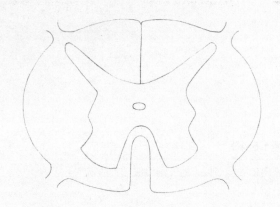

图 1-5-5A

脊髓灰质后角有后角固有核；中央管前方为灰质前连合，其前方为白质前连合；脊髓白质前索有脊髓丘脑前束，外侧索有脊髓丘脑侧束。

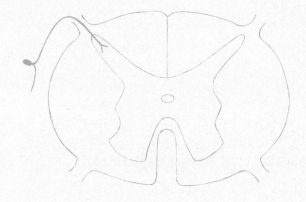

图 1-5-5B

脊神经节细胞的周围突分布于躯干和四肢皮肤内的感受器，中枢突经后根进入脊髓，上升 1~2 个节段后至脊髓灰质后角换元。

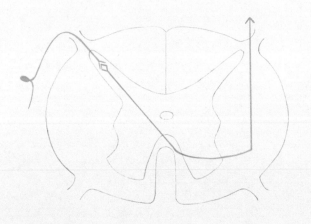

图 1-5-5C

后角固有核为躯干和四肢浅感觉传导通路的第 2 级神经元的位置，发出纤维走向前内方，经白质前连合至对侧白质外侧索的前半部，组成脊髓丘脑侧束。

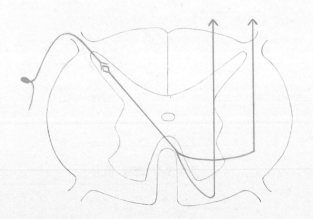

图 1-5-5D

有部分纤维经白质前连合后至对侧脊髓白质前索，组成脊髓丘脑前束。

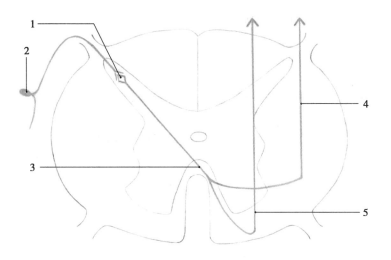

图 1-5-5　脊髓丘脑束

1. 后角固有核　　　2. 脊神经节　　　3. 白质前连合
4. 脊髓丘脑侧束　　5. 脊髓丘脑前束

　　脊髓丘脑束分为脊髓丘脑侧束和脊髓丘脑前束。脊髓丘脑侧束主要传导对侧痛觉、温度觉信息,脊髓丘脑前束主要传导对侧粗略触觉、压觉信息,两者继续上行,再将信息传导至背侧丘脑。当一侧脊髓丘脑侧束损伤时,身体对侧损伤节段平面下 1~2 节段以下的躯体痛觉、温度觉减退或消失。

图 1-5-6　皮质脊髓侧束

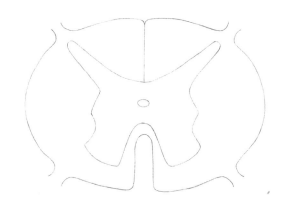

图 1-5-6A

脊髓灰质前角含有支配骨骼肌的运动神经元;脊髓白质外侧索含有下行的皮质脊髓侧束。

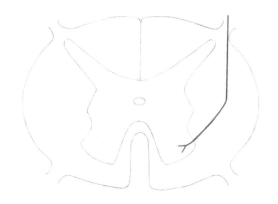

图 1-5-6B

皮质脊髓侧束在脊髓外侧索后部下行,纤维终止于同侧脊髓灰质前角换元。

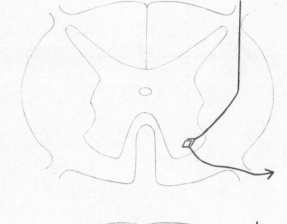

图 1-5-6C

在脊髓灰质前角处，换元后的前角运动神经元细胞发出纤维经脊神经前根至脊神经，支配四肢的骨骼肌。

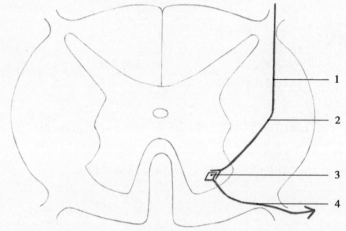

图 1-5-6　皮质脊髓侧束

1. 上运动神经元纤维
2. 皮质脊髓侧束
3. 灰质前角运动神经元
4. 下运动神经元纤维

　　皮质脊髓束起自大脑皮质中央前回和其他一些皮质区域，下行至延髓锥体交叉处，大部分纤维交叉至对侧，称为皮质脊髓侧束。皮质脊髓侧束传递大脑皮质发出的随意运动信息，单侧损伤后，出现同侧损伤平面以下的肢体骨骼肌痉挛性瘫痪，表现为随意运动障碍、肌张力增高、腱反射亢进等，称为痉挛性瘫痪。

图 1-5-7　膝跳反射

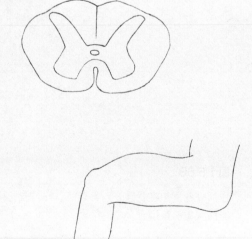

图 1-5-7A

脊髓是神经系统的低级中枢，具有完成腱反射功能。

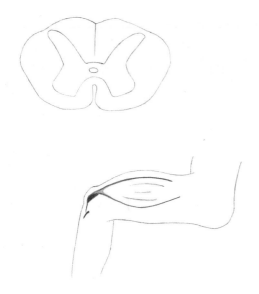

图 1-5-7B

股四头肌位于股前区,其远侧端的肌腱包绕髌骨,移行为髌韧带,止于胫骨粗隆。

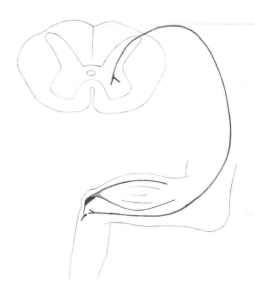

图 1-5-7C

股四头肌的肌梭和腱器官感受器受到刺激而产生神经冲动,经脊神经传入至脊髓。

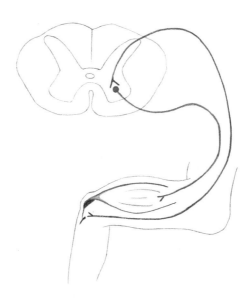

图 1-5-7D

神经冲动在脊髓内传导至 α - 运动神经元,再通过其轴突传导至股四头肌,反射性地引起被牵拉肌腱的肌肉收缩。

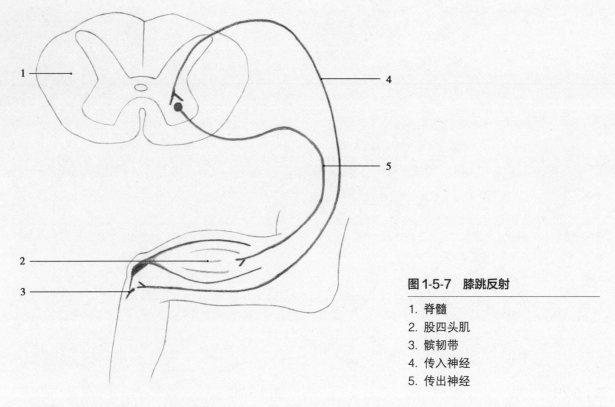

图 1-5-7 膝跳反射

1. 脊髓
2. 股四头肌
3. 髌韧带
4. 传入神经
5. 传出神经

脊髓具有传导和反射功能。脊髓反射是指脊髓固有的反射,正常情况下,其反射活动是在脑的控制下进行的。

图 1-5-8 脑干功能柱

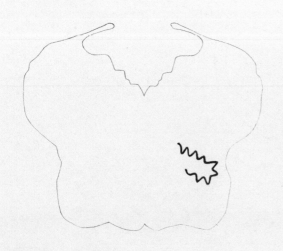

图 1-5-8A

延髓上部水平切面上,延髓背面为第四脑室底,后正中沟的外侧有界沟。延髓内部下橄榄核较大,形成一个较多皱褶的囊状结构。

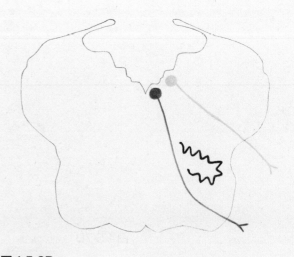

图 1-5-8B

脑神经核性质代表区域,由内向外,在后正中沟与界沟之间排列有一般躯体运动核与一般内脏运动核。

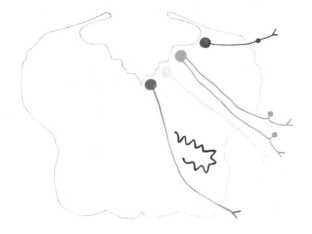

图1-5-8C

在界沟的外侧由内向外排列有内脏感觉核与特殊躯体感觉核。其中,内脏感觉核包括一般内脏感觉核与特殊内脏感觉核。

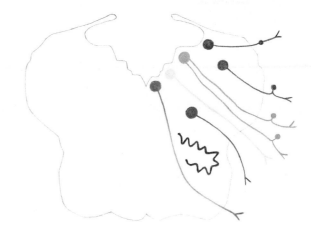

图1-5-8D

位于一般内脏运动核的前方为特殊内脏运动核;位于特殊躯体感觉核的前方为一般躯体感觉核。

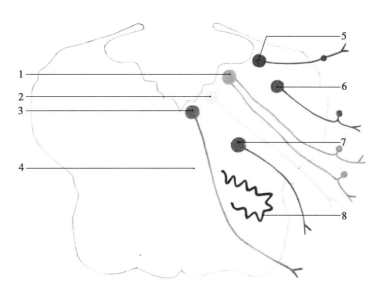

图1-5-8　脑干功能柱

1. 内脏感觉核	2. 一般内脏运动核	3. 一般躯体运动核
4. 脑桥	5. 特殊躯体感觉核	6. 一般躯体感觉核
7. 特殊内脏运动核	8. 下橄榄核	

　　若干个功能相同的脑神经核团在脑干内有规律地排列成一个纵行而不连续的细胞柱,即脑神经核功能柱。每个功能柱并非纵贯脑干的全长,而是长短不一。在七种脑神经核中,一般内脏感觉核与特殊内脏感觉核实际上就是孤束核一个核团。因此,每半侧脑干实际上存在着六个脑神经核功能柱。这些功能柱在脑干内的分布有一定的排列关系。

图 1-5-9 脑干神经核

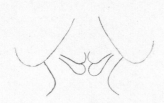

图1-5-9A

脑干上部为中脑。中脑上方与背侧丘脑相接。中脑背侧面有上、下两对圆形的隆起,分别为上丘和下丘。

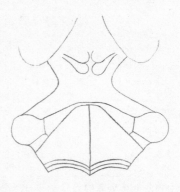

图1-5-9B

脑干中部为脑桥。脑桥外形较为宽大,其外侧部的圆形粗大断面为小脑中脚。小脑中脚的内上、内下方断面分别为小脑上脚和小脑下脚。脑桥背侧面参与构成菱形窝,中央处的纵沟为正中沟。脑桥下界为髓纹。

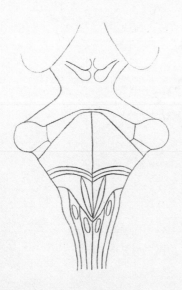

图1-5-9C

脑干下部为延髓,呈倒置的圆锥形,其正中线上有后正中沟。延髓背侧面的上部参与构成菱形窝,正中沟的两侧有成对的舌下神经三角和迷走神经三角。延髓背侧面的下部,后正中沟的两侧有成对的薄束结节和楔束结节。

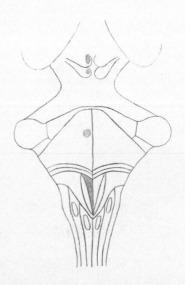

图1-5-9D

一般躯体运动核包括:动眼神经核(上丘高度)、滑车神经核(下丘高度)、展神经核(面神经丘深面)、舌下神经核(舌下神经三角深面)。

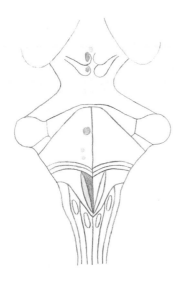

图 1-5-9E

一般内脏运动核包括：动眼神经副核（动眼神经核背侧）、上泌涎核（近脑桥下界）、下泌涎核（近延髓上界）、迷走神经背核（迷走神经三角）。

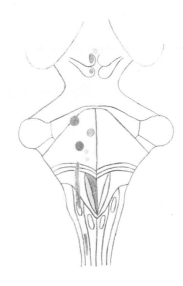

图 1-5-9F

特殊内脏运动核包括：三叉神经运动核（脑桥中部）、面神经核（展神经核腹外侧）、疑核（自髓纹延伸至内侧丘系交叉高度）、副神经核（起自疑核的尾端）。

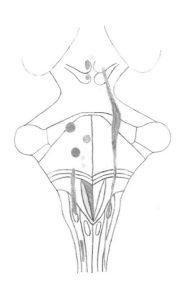

图 1-5-9G

一般躯体感觉核包括：三叉神经中脑核、三叉神经脑桥核、三叉神经脊束核（三者由中脑向下延续至颈髓）。

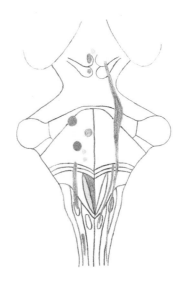

图 1-5-9H

一般和特殊内脏感觉核为：孤束核（迷走神经背核的腹外侧）。

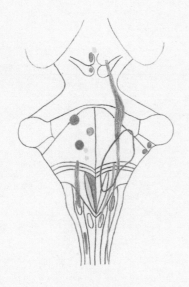

图 1-5-9I

特殊躯体感觉核包括:蜗神经核(延髓、脑桥交界处)、前庭神经核(脑桥下部、延髓上部)。

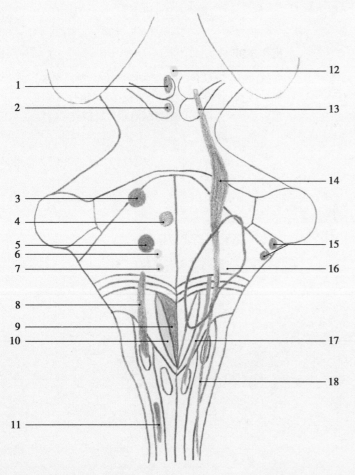

图 1-5-9 脑干神经核

1. 动眼神经核
2. 滑车神经核
3. 三叉神经运动核
4. 展神经核
5. 面神经核
6. 上泌涎核
7. 下泌涎核
8. 疑核
9. 舌下神经核
10. 迷走神经背核
11. 副神经核
12. 动眼神经副核
13. 三叉神经中脑核
14. 三叉神经脑桥核
15. 蜗神经核
16. 前庭神经核
17. 孤束核
18. 三叉神经脊束核

　　脑干的灰质不像脊髓灰质那样是一个连续的细胞柱,而是功能相同的神经细胞集合成团状或柱形的神经核。脑干内与脑神经直接相连的神经核称为脑神经核;其他没有与脑神经直接相连的神经核称为非脑神经核。在 12 对脑神经中,除了嗅神经、视神经以外,其他 10 对脑神经在脑干内均有与之相应的脑神经核。

图 1-5-10 展神经核、面神经核

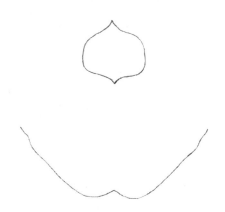

图 1-5-10A

脑桥水平切面,腹侧部为脑桥基底部,其正中线上为基底沟,背侧部为脑桥被盖部,形成菱形窝,其中位于后正中沟两侧的隆起部为面神经丘。

图 1-5-10B

展神经核位于面神经丘的深方,在其外前下方有面神经核。

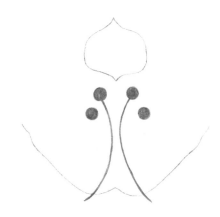

图 1-5-10C

展神经核发出纤维,经面神经核的内上方由后向前,于脑桥腹侧部离开脑桥。

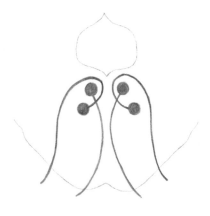

图 1-5-10D

面神经核发出纤维先向背内至展神经核的内侧,后绕过展神经核的背面折向腹外,继而沿面神经核的外侧向前外,于脑桥下缘出脑。

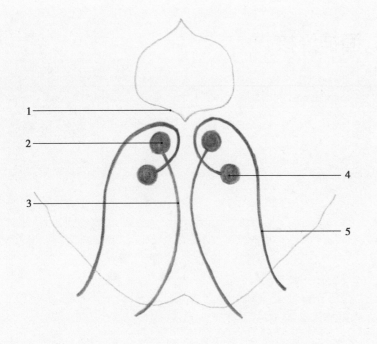

图1-5-10　展神经核、面神经核

1. 面神经丘
2. 展神经核
3. 展神经
4. 面神经核
5. 面神经

　　脑桥背侧面有一对圆形隆起,称为面神经丘。但面神经丘的深面相应的并非是面神经核,而是展神经核。面神经核位于展神经核的腹外侧并偏下的位置。面神经核发出的纤维没有直接向前走行出脑干,而是先向背内至展神经核的内侧,后绕过展神经核的背面折向腹外,形成所谓面神经膝,继而沿面神经核的外侧,自脑桥下缘出脑干,参与形成面神经。

图 1-5-11　大脑皮质功能定位

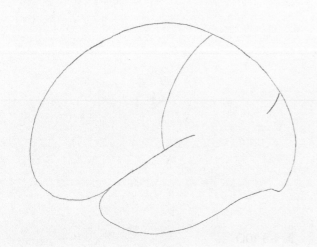

图1-5-11A

大脑半球上外侧面,借外侧沟、中央沟、顶枕沟可分为额叶、顶叶、枕叶、颞叶。

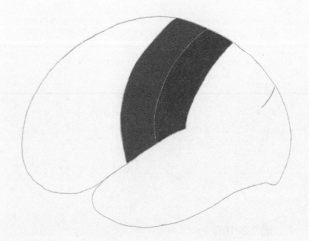

图1-5-11B

中央沟与中央前沟之间为中央前回,属于第Ⅰ躯体运动区;中央沟与中央后沟之间为中央后回,属于第Ⅰ躯体感觉区。

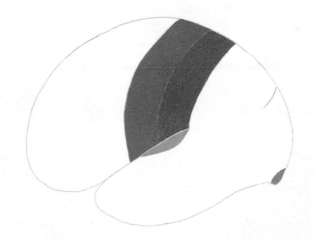

图 1-5-11C

视觉区位于枕叶距状沟周围皮质;听觉区位于颞叶颞横回。

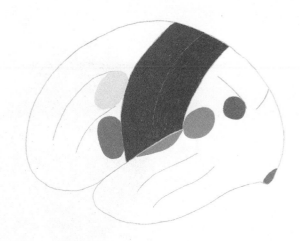

图 1-5-11D

运动性语言区位于额下回后部;书写区位于额中回后部;听觉性语言区位于颞上回后部;视觉性语言区位于角回。

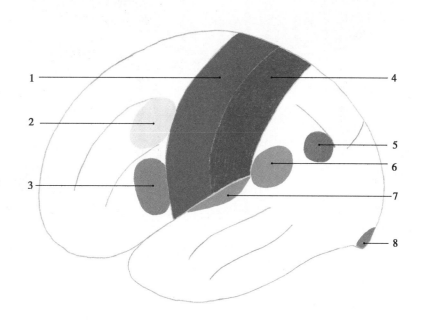

图 1-5-11 大脑皮质功能定位

1. 第 I 躯体运动区	2. 书写区	3. 运动性语言区
4. 第 I 躯体感觉区	5. 视觉性语言区	6. 听觉性语言区
7. 听觉区	8. 视觉区	

　　大脑皮质是脑的最重要部分,是高级神经活动的物质基础。机体各种功能活动的最高中枢在大脑皮质上具有定位关系,形成许多重要中枢,但这些中枢只是执行某种功能的核心部分,入中央前回主要管理全身骨骼肌运动,但也接受部分的感觉冲动。因此大脑皮质功能定位概念是相对的。

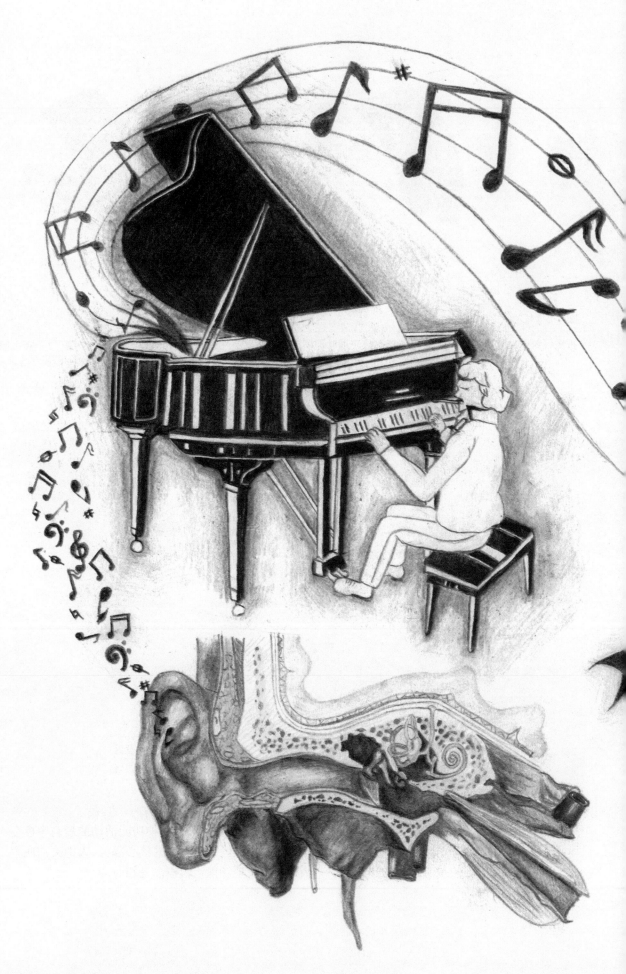

听音识曲

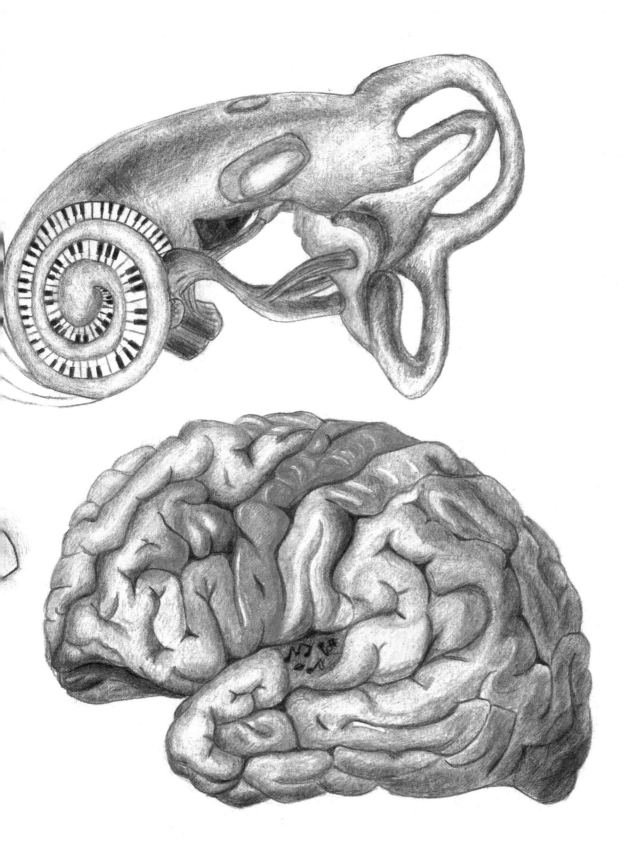

《听音识曲》

上海健康医学院　李艾颖

中国解剖学会 2019 年第二届全国

医学生解剖绘图大赛　一等奖作品

图 1-5-12 基底核

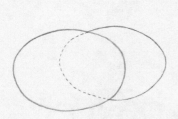

图 1-5-12A

端脑左侧面观,豆状核呈椭圆形。豆状核的内侧为背侧丘脑。

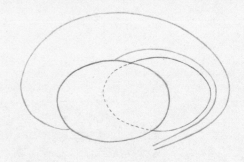

图 1-5-12B

尾状核是由前向后弯曲的圆柱体,分为头、体、尾三部分,位于背侧丘脑背外侧,呈"C"形围绕豆状核和背侧丘脑。

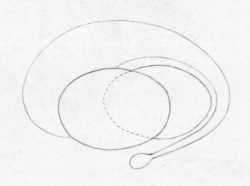

图 1-5-12C

杏仁体与尾状核的末端相连。

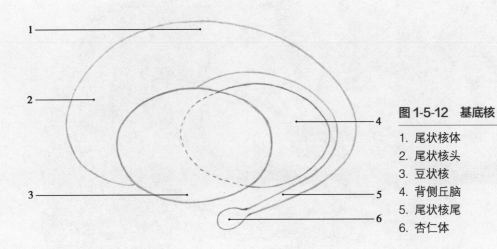

图 1-5-12 基底核

1. 尾状核体
2. 尾状核头
3. 豆状核
4. 背侧丘脑
5. 尾状核尾
6. 杏仁体

　　大脑半球表层的灰质称大脑皮质,表层下的白质称髓质。蕴藏在白质深部的灰质团块为基底核,又称基底神经节,包括尾状核、豆状核、屏状核和杏仁体。其中尾状核与豆状核组成纹状体,两者的前端互相连接。纹状体是锥体外系的重要组成部分,是躯体运动的一个主要调节中枢,也参与机体的学习记忆功能。

图 1-5-13　内囊

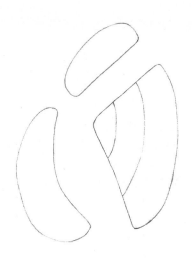

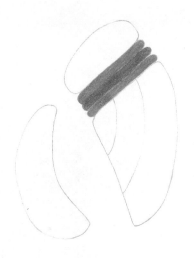

图 1-5-13A

内囊是位于背侧丘脑、尾状核和豆状核之间的白质板。在水平切面上呈"V"字形,分为内囊前肢、内囊膝和内囊后肢。

图 1-5-13B

内囊前肢伸向前外,位于豆状核与尾状核之间,投射纤维有额桥束和丘脑前辐射。

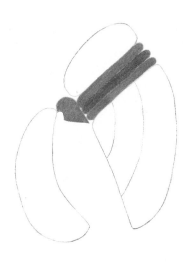

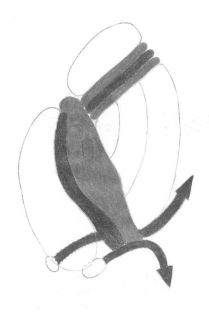

图 1-5-13C

内囊膝位于"V"字形内囊的转角部位,投射纤维有皮质核束、丘脑中央辐射的前部。

图 1-5-13D

内囊后肢伸向后外,位于豆状核与背侧丘脑之间,投射纤维有皮质脊髓束、皮质红核束、顶枕颞桥束、丘脑中央辐射、听辐射和视辐射。

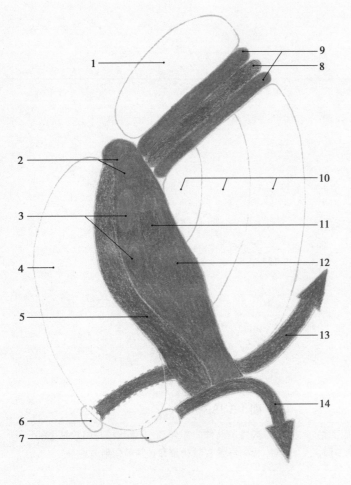

图 1-5-13　内囊

1. 尾状核头
2. 皮质核束
3. 皮质脊髓束
4. 背侧丘脑
5. 丘脑中央辐射
6. 内侧膝状体
7. 外侧膝状体
8. 丘脑前辐射
9. 额桥束
10. 豆状核
11. 皮质红核束
12. 顶枕额桥束
13. 听辐射
14. 视辐射

　　大脑皮质与皮质下各中枢间的上、下行纤维大部分都经过内囊。内囊是投射纤维集中的部位,局部缺血、出血或肿瘤压迫等常可引起内囊的广泛损伤。当内囊损伤广泛时,患者会出现对侧偏身感觉丧失、对侧偏瘫和对侧偏盲的"三偏"症状。

图 1-5-14　深感觉传导通路

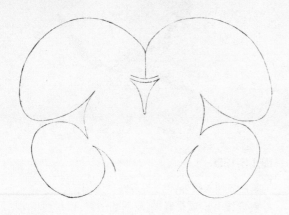

图 1-5-14A

大脑冠状切面,正中的大脑纵裂将大脑分为左、右半球。大脑外侧面有外侧沟,其下方为颞叶,外侧沟的底埋有岛叶。大脑纵裂的底为连接大脑左、右半球的胼胝体。胼胝体的下方为侧脑室。

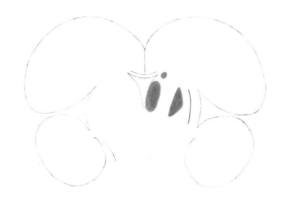

图 1-5-14B

基底核位于大脑底部白质内,从大脑冠状切面上可见尾状核、豆状核,以及位于豆状核与岛叶之间的屏状核。间脑位于左、右大脑半球之间,连接大脑半球和中脑。其中的背侧丘脑为呈卵圆形的灰质块,位于豆状核的内侧。背侧丘脑与豆状核、尾状核之间的投射纤维为内囊。

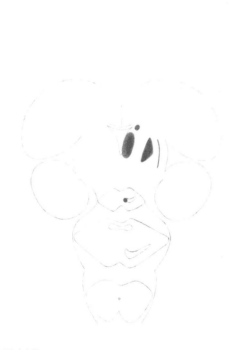

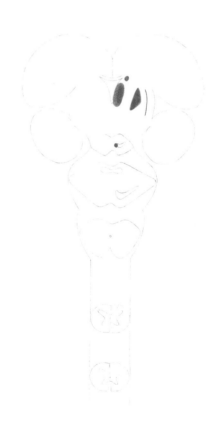

图 1-5-14C

脑干位于间脑的下方,从上向下由中脑、脑桥和延髓构成。延髓向下与脊髓相续。

图 1-5-14D

脊髓呈圆柱形,上端续于延髓。每一对脊神经前、后根附着处即为一个脊髓节段,脊髓可分为31个脊髓节段。

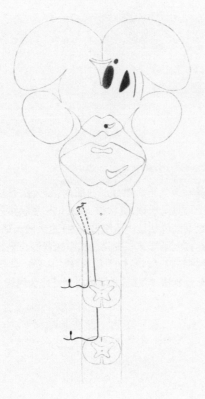

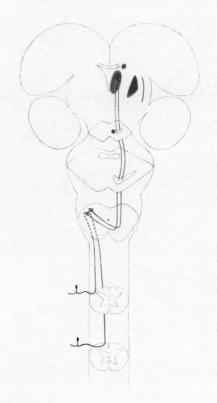

图 1-5-14E

躯干和四肢深感觉传导通路的第 1 级神经元为脊神经节细胞,其周围突分布于肌、肌腱、关节等处的本体感受器和皮肤的精细触觉感受器;中枢突经脊髓后根至脊髓后索的薄束、楔束,两纤维束上行分别止于延髓的薄束核、楔束核。

图 1-5-14F

第 2 级神经元的胞体位于薄束核、楔束核内,由此二核发出的纤维形成内弓状纤维向前绕过延髓中央灰质的腹侧,在中线上与对侧相同纤维交叉,称内侧丘系交叉,交叉后的纤维转折上行组成内侧丘系,最后止于背侧丘脑的腹后外侧核。

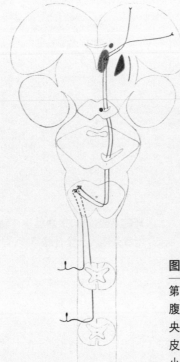

图 1-5-14G

第 3 级神经元的胞体在背侧丘脑的腹后外侧核,发出的纤维组成丘脑中央辐射,经内囊后肢主要投射至大脑皮质的中央后回的中、上部和中央旁小叶后部。

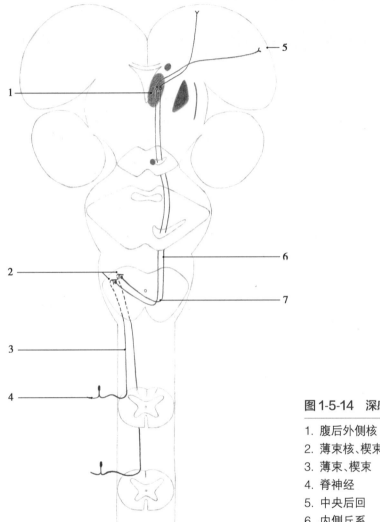

图 1-5-14　深感觉传导通路

1. 腹后外侧核
2. 薄束核、楔束核
3. 薄束、楔束
4. 脊神经
5. 中央后回
6. 内侧丘系
7. 内侧丘系交叉

　　深感觉传导通路传导位置觉、运动觉和震动觉。该传导通路还传导皮肤的精细触觉。当深感觉传导通路在内侧丘系交叉的下方或上方的不同部位损伤时,患者在闭眼时不能确定损伤同侧(交叉下方损伤)和损伤对侧(交叉上方损伤)关节的位置和运动方向以及两点间的距离。

图 1-5-15 浅感觉传导通路

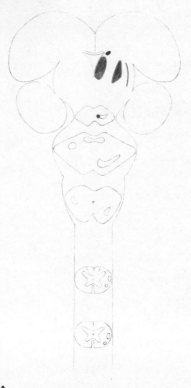

图 1-5-15A

大脑表层为大脑皮质,深层的灰质团块为基底核(尾状核、豆状核、屏状核);间脑位于大脑与中脑之间的位置,大部分为大脑半球所覆盖;间脑尾侧为脑干(中脑、脑桥、延髓);延髓下端与脊髓相延续。

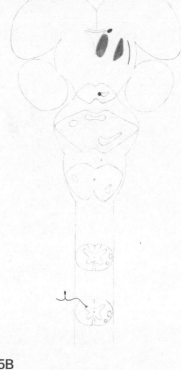

图 1-5-15B

躯干和四肢浅感觉传导通路的第 1 级神经元为脊神经节细胞,其周围突分布于躯干和四肢皮肤内的感受器;中枢突经脊髓后根至灰质后角。

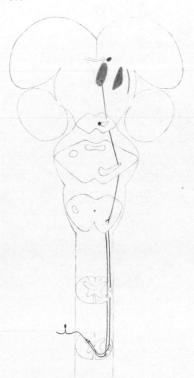

图 1-5-15C

第 2 级神经元胞体位于脊髓灰质后角固有核,其发出的纤维经白质前连合交叉至对侧的外侧索和前索内上行,组成脊髓丘脑侧束和脊髓丘脑前束,向上经脑干至丘脑终止于背侧丘脑的腹后外侧核。

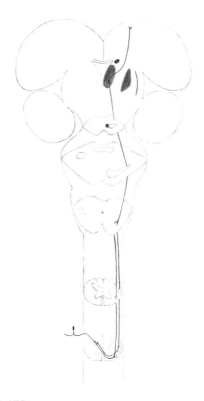

图 1-5-15D

第 3 级神经元位于背侧丘脑的腹后外侧核,发出纤维称丘脑中央辐射,经内囊后肢投射到大脑皮质的中央后回中、上部和中央旁小叶后部。

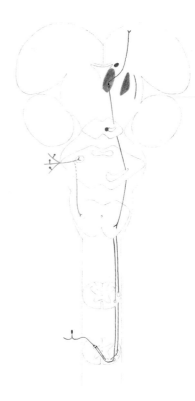

图 1-5-15E

第 1 级神经元为三叉神经节细胞,其周围突分布于头面部皮肤及口鼻腔黏膜的相关感受器,中枢突经三叉神经根入脑干。

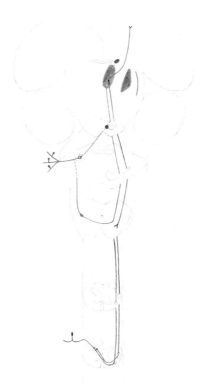

图 1-5-15F

第 2 级神经元胞体位于三叉神经脊束核、三叉神经脑桥核、三叉神经中脑核,其发出的纤维交叉至对侧,组成三叉丘脑束,止于背侧丘脑的腹后内侧核。

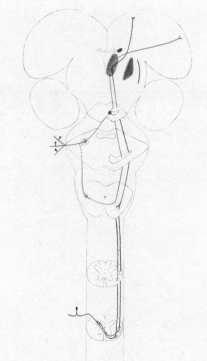

图 1-5-15G

第 3 级神经元的胞体位于背侧丘脑的腹后内侧核,发出纤维经内囊后肢,投射到大脑皮质的中央后回下部。

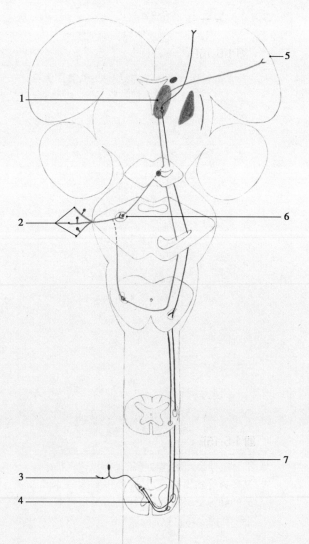

图 1-5-15 浅感觉传导通路

1. 腹后外侧核
2. 三叉神经
3. 脊神经
4. 白质前连合
5. 中央后回
6. 三叉神经脑桥核
7. 脊髓丘脑束

浅感觉传导通路又称为痛温觉、粗触觉和压觉传导通路,由 3 级神经元组成,包括躯干、四肢浅感觉传导通路和头面部浅感觉传导通路。交叉平面以上受损,出现对侧肢体浅感觉障碍;交叉平面以下受损,则出现同侧肢体浅感觉障碍。

图 1-5-16 运动传导通路

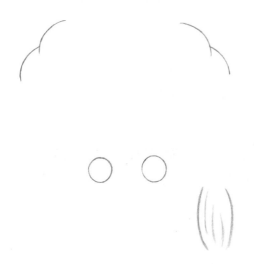

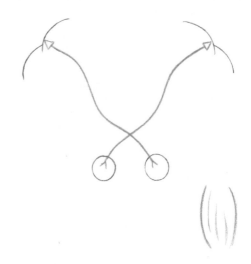

图 1-5-16A

运动传导通路由上、下两级运动神经元组成。上级神经元位于大脑皮质中央前回和中央旁小叶前部。下级神经元位于脑干一般躯体和特殊内脏运动核,以及脊髓灰质前角。运动传导通路控制骨骼肌的运动。

图 1-5-16B

上级神经元位于左、右大脑皮质中央前回和中央旁小叶前部的锥体细胞,发出的轴突集合成左、右皮质核束或皮质脊髓束,两侧纤维交叉至对侧,终止于脊髓和脑干内躯体运动核。

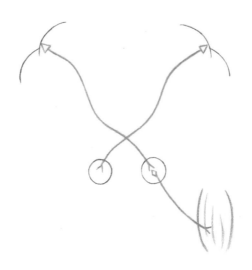

图 1-5-16C

下级神经元位于脑干一般躯体和特殊内脏运动核,以及脊髓灰质前角。其轴突支配同侧的骨骼肌。

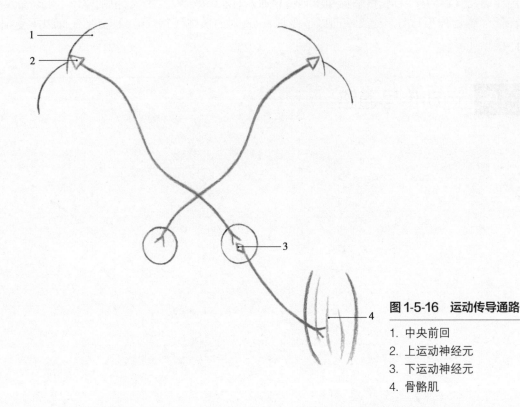

图1-5-16 运动传导通路

1. 中央前回
2. 上运动神经元
3. 下运动神经元
4. 骨骼肌

运动传导通路是指从大脑皮质至躯体运动效应器和内脏活动效应器的神经联系。从大脑皮质至躯体运动效应器(骨骼肌)的神经通路,称为躯体运动传导通路;从大脑皮质至内脏活动效应器(心肌、平滑肌、腺体)的神经通路,称为内脏运动传导通路。在躯体运动传导通路中,交叉平面以上损伤引起对侧骨骼肌瘫痪;交叉平面以下损伤引起同侧骨骼肌瘫痪(四肢较明显)。

图 1-5-17 面肌传导通路

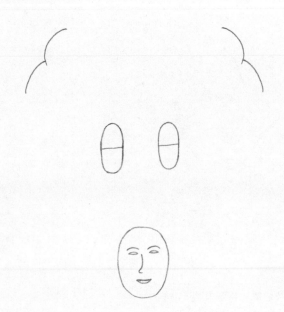

图1-5-17A

支配面肌的传导通路,上级神经元位于大脑皮质,下级神经元位于面神经核。

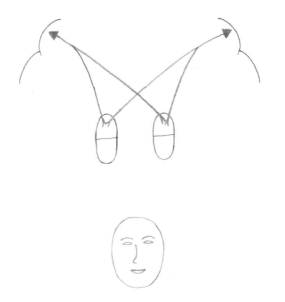

图 1-5-17B

支配面上区的上级神经元发出纤维分别至双侧的面神经核。

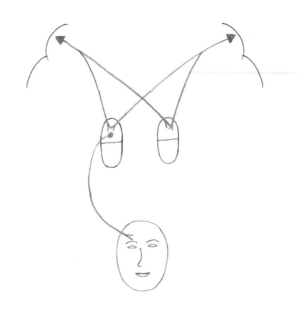

图 1-5-17C

换元后,下级神经元支配同侧的面上区的面肌。

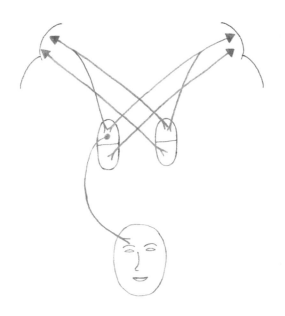

图 1-5-17D

支配面下区的上级神经元发出纤维,双侧交叉至对侧面神经核。

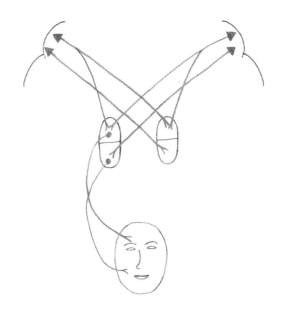

图 1-5-17E

换元后,下级神经元支配同侧面下区的面肌。

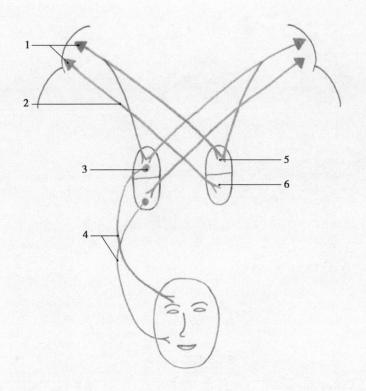

图 1-5-17　面肌传导通路

1. 上运动神经元
2. 皮质核束
3. 下运动神经元
4. 面神经
5. 面神经核上半部
6. 面神经核下半部

　　面神经核上瘫是指皮质核束损伤导致的面瘫,包括大脑皮质上运动神经元及其轴突损伤所致。面神经核下瘫是指面神经核及面神经各段的损伤所致的面瘫。核下瘫为完全性面瘫,损伤后相应表情肌完全瘫痪,表现如额纹消失,眼不能闭合,口角下垂等。由于支配面上部表情肌的面神经核接受双侧皮质核束的支配,所以核上瘫为不完全性面瘫,损伤后只出现睑裂以下表情肌瘫痪。

图 1-5-18　舌肌传导通路

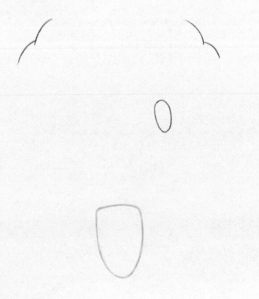

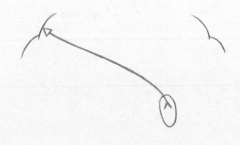

图 1-5-18A

支配舌肌的高级中枢位于大脑皮质,低级中枢位于舌下神经核。

图 1-5-18B

上级神经元发出纤维到对侧舌下神经核。

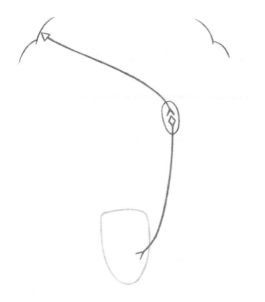

图 1-5-18C

下级神经元发出纤维至同侧的舌肌。

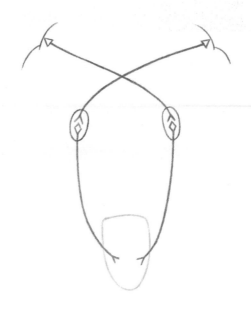

图 1-5-18D

另一侧的上级神经元纤维与对侧纤维发生交叉。

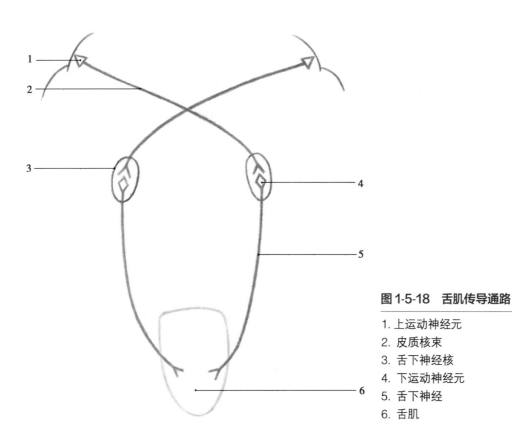

图 1-5-18 舌肌传导通路

1. 上运动神经元
2. 皮质核束
3. 舌下神经核
4. 下运动神经元
5. 舌下神经
6. 舌肌

　　舌肌属于骨骼肌,包括舌内肌和舌外肌。舌内肌运动可改变舌的形态,舌外肌运动可改变舌的位置。如两侧颏舌肌同时收缩,可牵引舌向前,使舌尖伸出口腔。单侧颏舌肌收缩可使舌尖偏向对侧。在舌肌运动传导通路中,一侧上运动神经元损伤导致对侧舌肌瘫痪,称为核上瘫,表现为伸舌时舌尖偏向病灶对侧。一侧舌下神经核的神经元损伤导致同侧舌肌瘫痪,称为核下瘫,表现为伸舌时舌尖偏向病灶侧。

图 1-5-19 视觉传导通路

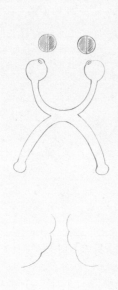

图 1-5-19A

眼球为视觉感受器,其后极处与视神经相连,左右视神经发出交叉为视交叉,组成视束,视束终止于外侧膝状体,视觉中枢位于视皮质。

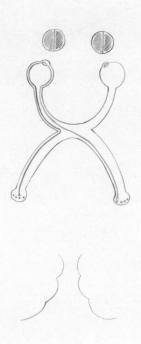

图 1-5-19B

左侧眼球,左侧鼻侧半视野投射到视网膜的颞侧半,并组成视神经的外侧部,在视交叉处未发出交叉,继续沿同侧视束传导至同侧外侧膝状体;颞侧半视野投射到视网膜的鼻侧半,并组成视神经的内侧部,在视交叉处交叉至对侧视束,并传导至对侧的外侧膝状体。

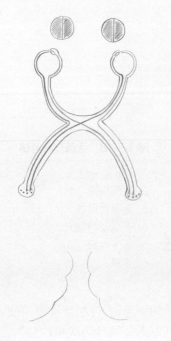

图 1-5-19C

右侧眼球与左侧相同。

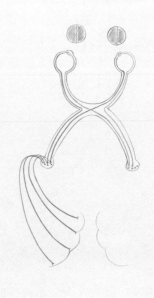

图 1-5-19D

左侧外侧膝状体换元,由此出发的纤维组成视辐射投射到同侧大脑枕叶距状沟周围的视皮质。

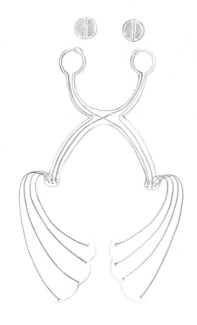

图 1-5-19E

右侧相同。

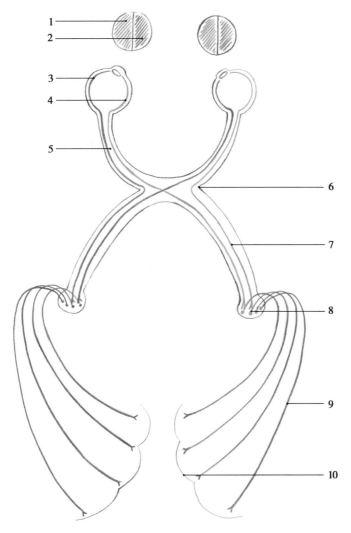

图 1-5-19　视觉传导通路

1. 颞侧半视野
2. 鼻侧半视野
3. 颞侧半视网膜
4. 鼻侧半视网膜
5. 视神经
6. 视交叉
7. 视束
8. 外侧膝状体
9. 视辐射
10. 视觉中枢

视野是指眼球固定向前平视时所能看到的空间范围。由于眼球屈光装置对光线的折射作用,鼻侧半视野的物像投射到颞侧半视网膜,颞侧半视野的物像投射到鼻侧半视网膜,上半视野的物像投射到下半视网膜,下半视野的物像投射到上半视网膜。当视觉传导通路的不同部位受损时,可引起不同的视野缺损。视神经损伤可致该侧眼视野全盲。视交叉中交叉纤维损伤可致双眼视野颞侧半偏盲。一侧视束及以后的视觉传导路(视辐射、视区皮质)受损可致双眼病灶对侧半视野同向性偏盲。

图 1-5-20　大脑动脉环

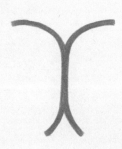

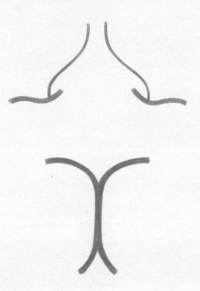

图 1-5-20A

脑的动脉来源之一为左、右椎动脉,两侧椎动脉合成一条基底动脉,基底动脉又分为左、右大脑后动脉。

图 1-5-20B

脑的动脉另一来源为左、右颈内动脉,颈内动脉分为大脑前动脉、大脑中动脉。

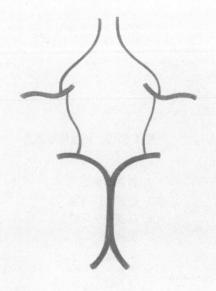

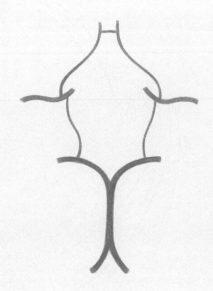

图 1-5-20C

后交通动脉起自颈内动脉的末端,并与大脑后动脉吻合。

图 1-5-20D

两侧大脑前动脉借前交通动脉相连。大脑动脉环由两条大脑前动脉、两条颈内动脉、两条大脑后动脉通过两条后交通动脉和一条前交通动脉连通起来共同组成。

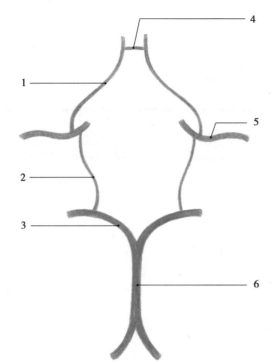

图1-5-20　大脑动脉环

1. 大脑前动脉
2. 后交通动脉
3. 大脑后动脉
4. 前交通动脉
5. 大脑中动脉
6. 基底动脉

脑的动脉来源于颈内动脉和椎动脉。以顶枕沟为界,大脑半球的前 2/3 和部分间脑由颈内动脉分支供应,大脑半球后 1/3 及部分间脑、脑干和小脑由椎动脉供应。按脑的动脉血供来源归纳为颈内动脉系和椎-基底动脉系。此两系动脉在脑底下方,蝶鞍上方,环绕视交叉、灰结节及乳头体周围形成大脑动脉环,又称 Willis 环,它对脑血液供应的调节和代偿起重要作用。

图 1-5-21　臂丛

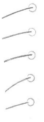

图1-5-21A

第 5~8 颈神经前支、第 1 胸神经前支穿出相应的椎间孔,组成臂丛的根。

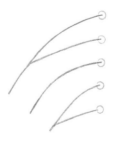

图1-5-21B

第 5、6 颈神经前支组成上干;第 7 颈神经前支形成中干;第 8 颈神经前支和部分第 1 胸神经前支组成下干。

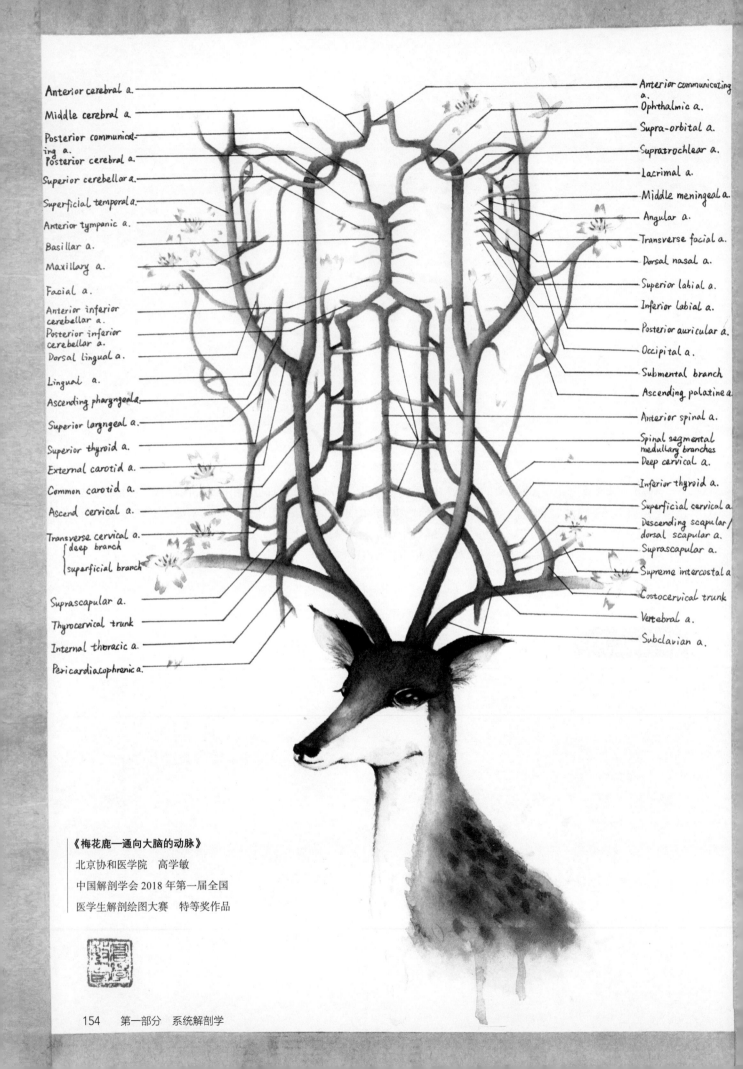

Anterior cerebral a.

Middle cerebral a.

Posterior communicating a.

Posterior cerebral a.

Superior cerebellar a.

Superficial temporal a.

Anterior tympanic a.

Basillar a.

Maxillary a.

Facial a.

Anterior inferior cerebellar a.

Posterior inferior cerebellar a.

Dorsal lingual a.

Lingual a.

Ascending pharyngeal a.

Superior laryngeal a.

Superior thyroid a.

External carotid a.

Common carotid a.

Ascend cervical a.

Transverse cervical a.
{ deep branch
{ superficial branch

Suprascapular a.

Thyrocervical trunk

Internal thoracic a.

Pericardiacophrenic a.

Anterior communicating a.

Ophthalmic a.

Supra-orbital a.

Supratrochlear a.

Lacrimal a.

Middle meningeal a.

Angular a.

Transverse facial a.

Dorsal nasal a.

Superior labial a.

Inferior labial a.

Posterior auricular a.

Occipital a.

Submental branch

Ascending palatine a.

Anterior spinal a.

Spinal segmental medullary branches

Deep cervical a.

Inferior thyroid a.

Superficial cervical a.

Descending scapular / dorsal scapular a.

Suprascapular a.

Supreme intercostal a.

Costocervical trunk

Vertebral a.

Subclavian a.

《梅花鹿——通向大脑的动脉》

北京协和医学院　高学敏

中国解剖学会 2018 年第一届全国

医学生解剖绘图大赛　特等奖作品

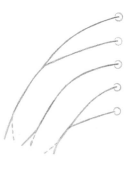

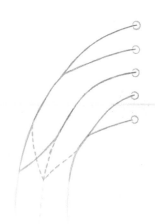

图 1-5-21C

上干、中干和下干分别分成前股和
后股。

图 1-5-21D

上干和中干的前股组成臂丛的外侧束；
下干的前股组成臂丛的内侧束；上干、
中干和下干的后股组成臂丛的后束。

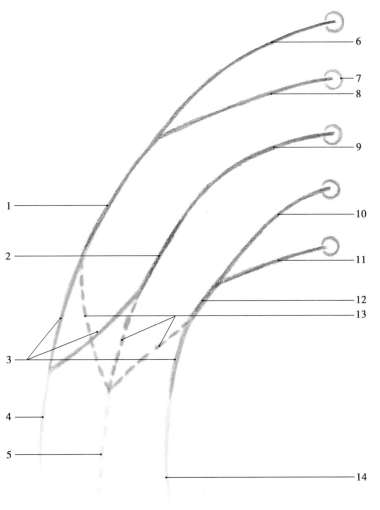

图 1-5-21 臂丛

1. 上干
2. 中干
3. 前股
4. 外侧束
5. 后束
6. C_5 前支
7. 椎间孔
8. C_6 前支
9. C_7 前支
10. C_8 前支
11. T_1 前支
12. 下干
13. 后股
14. 内侧束

臂丛由第 5~8 颈神经前支和第 1 胸神经前支的大部分纤维交织汇集而成。该神经丛经斜角肌间隙向外穿出,在锁骨后方向外下进入腋窝。组成臂丛的 5 条脊神经前支经过反复分支、交织和组合后,最后形成 3 个神经束。

图 1-5-22　肌皮神经

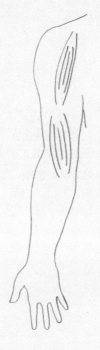

图 1-5-22A

上肢前面观,臂部前群深层肌包括:位于内上方的喙肱肌,位于下部的肱肌。

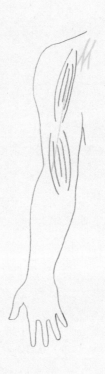

图 1-5-22B

肌皮神经起自臂丛的外侧束,向外侧斜穿喙肱肌,并发分支支配该肌。肌皮神经穿过喙肱肌之后,主干走行在肱行表面,并发分支支配该肌。

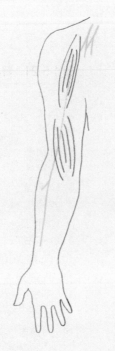

图 1-5-22C

肌皮神经主干走行至肘窝处时,由深入浅穿出深筋膜,进入浅筋膜中。终支分布于前臂外侧份的皮肤,称为前臂外侧皮神经。

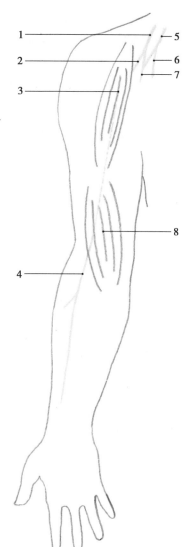

图 1-5-22 肌皮神经

1. 外侧束
2. 肌皮神经
3. 喙肱肌
4. 前臂外侧皮神经
5. 内侧束
6. 尺神经
7. 正中神经
8. 肱肌

　　肌皮神经支配臂部前群肌(肱二头肌、喙肱肌、肱肌),其终支移行为皮支(前臂外侧皮神经)分布于前臂外侧部的皮肤。肱骨骨折和肩关节损伤时可伴发肌皮神经的损伤,此时表现为屈肘无力以及前臂外侧部皮肤感觉的减弱。

图 1-5-23 正中神经

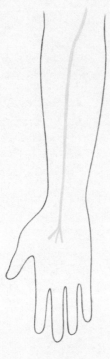

图 1-5-23A

正中神经经过肘窝,沿前臂正中走行,除发出前
臂诸肌分支外,其主干通过腕部至手掌。正中
神经主干在手掌近侧分出三条指掌侧总神经。

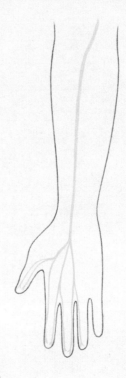

图 1-5-23B

三条指掌侧总神经继而分别分出两条指掌侧固有神
经,各条指掌侧固有神经分别沿手指的相对缘行至
指尖。

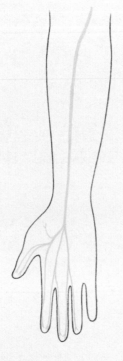

图 1-5-23C

第1指掌侧总神经在近侧还发出一粗短
的返支,反向外上方走行,进入鱼际部,
支配鱼际诸肌。

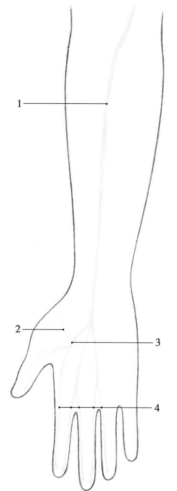

图 1-5-23　正中神经

1. 正中神经
2. 返支
3. 指掌侧总神经
4. 指掌侧固有神经

　　正中神经在手部的分布:运动纤维支配第 1~2 蚓状肌和鱼际肌(拇收肌除外);感觉纤维分布于桡侧半手掌、桡侧三个半手指掌面皮肤及其中节和远节指背皮肤。在腕管内,正中神经因周围结构的炎症、肿胀和关节的病变而受压损伤,出现腕管综合征,表现为鱼际肌萎缩,手掌变平呈"猿掌",同时桡侧三个半手指掌面皮肤及桡侧半手掌出现感觉障碍。

图 1-5-24　尺神经

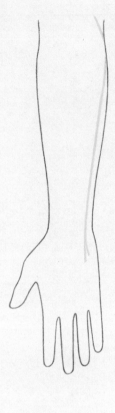

图 1-5-24A

尺神经主干在臂部下段,向后走行于肱骨的尺神经沟内,继而再向前走行至前臂前区内侧份。尺神经在前臂除发出分支支配前臂诸肌外,其主干经过腕部后分为浅支和深支。

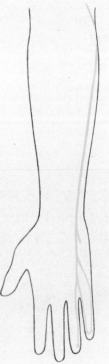

图 1-5-24B

尺神经浅支在手掌处发出两条指掌侧总神经,继而又分别分为指掌侧固有神经并沿手指的相对缘走行至指尖。

图 1-5-24C

尺神经深支走行在手掌的深层,发出分支支配小鱼际肌、拇收肌、第 3 蚓状肌、第 4 蚓状肌、骨间掌侧肌和骨间背侧肌。

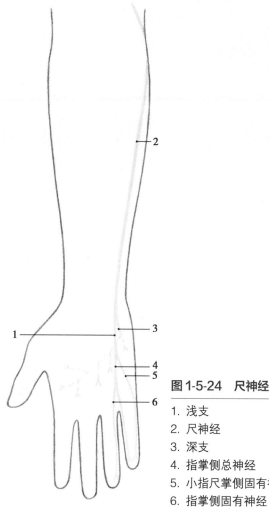

图 1-5-24　尺神经

1. 浅支
2. 尺神经
3. 深支
4. 指掌侧总神经
5. 小指尺掌侧固有神经
6. 指掌侧固有神经

尺神经浅支分布于小鱼际表面的皮肤、小指掌面皮肤和无名指尺侧半掌面皮肤。深支分布于小鱼际肌、拇收肌、骨间掌侧肌、骨间背侧肌及第 3、4 蚓状肌。尺神经损伤,运动障碍表现为屈腕力减弱,无名指和小指远节指关节不能屈曲,小指鱼际肌和骨间肌萎缩,拇指不能内收,各指不能相互靠拢。各掌指关节过伸,出现"爪形手"。感觉障碍表现为手掌和手背内侧缘皮肤感觉丧失。

图 1-5-25 坐骨神经

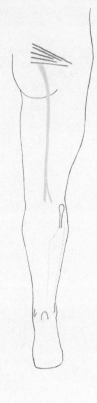

图 1-5-25A

坐骨神经穿梨状肌下孔出盆腔至臀部。在坐骨结节与大转子连线中点深面下行至大腿后区。沿大腿后区中线垂直下行,在腘窝上角附近分为胫神经和腓总神经。

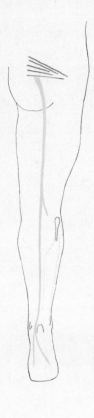

图 1-5-25B

胫神经沿小腿后区垂直向下走行,穿经踝管至足底,分为足底内侧神经和足底外侧神经。

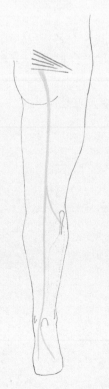

图 1-5-25C

腓总神经向外下方走行,绕腓骨颈,分为腓浅神经和腓深神经。腓浅神经走行至小腿外侧区,腓深神经走行至小腿前区。

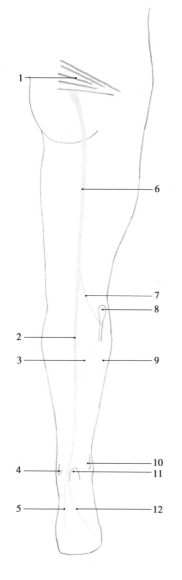

图 1-5-25　坐骨神经

1. 梨状肌
2. 胫神经
3. 腓深神经
4. 内踝
5. 足底内侧神经
6. 坐骨神经
7. 腓总神经
8. 腓骨头
9. 腓浅神经
10. 外踝
11. 跟骨结节
12. 足底外侧神经

　　坐骨神经干的体表投影：从坐骨结节与股骨大转子连线的中点，向下至股骨内、外侧髁连线的中点作一直线，此两点间连线的上 2/3 段即为坐骨神经在股后区的投影线。坐骨神经痛时，此连线常出现压痛。坐骨神经除了常见的穿梨状肌下孔出盆腔外，也有其他形式出盆腔的情况存在，如穿梨状肌出盆腔，此情况坐骨神经长年受梨状肌收缩的压迫，神经干的血液供应因此受到影响，最后出现功能障碍，临床称为"梨状肌综合征"。

图 1-5-26 动眼神经(一般躯体运动纤维)

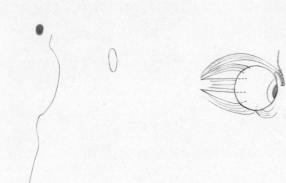

图 1-5-26A

脑干右侧面观,动眼神经核位于中脑,上丘高度。上睑提肌、上直肌、内直肌、下直肌和下斜肌受来自动眼神经核的纤维支配。

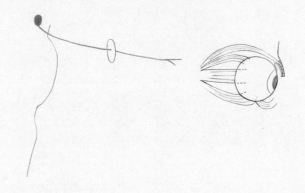

图 1-5-26B

动眼神经核发出纤维向前出脑干,参与组成动眼神经。在颅腔内向前穿眶上裂进入眶内,分为上、下两支。

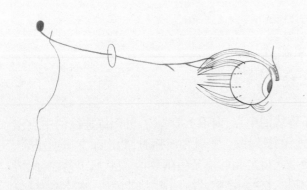

图 1-5-26C

上支较细小,发分支分别支配上睑提肌和上直肌。

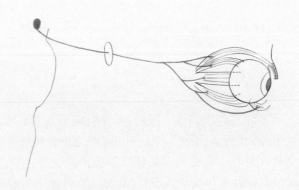

图 1-5-26D

下支较粗大,发分支支配内直肌、下直肌和下斜肌。

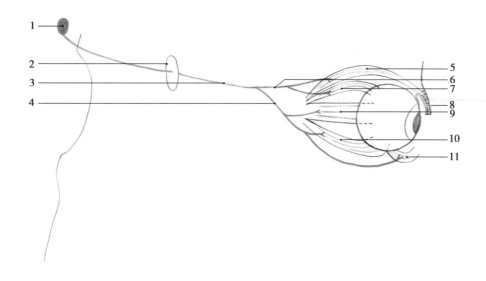

图 1-5-26　动眼神经（一般躯体运动纤维）

1. 动眼神经核	2. 眶上裂	3. 动眼神经	4. 下支
5. 上睑提肌	6. 上支	7. 上直肌	8. 上睑
9. 内直肌	10. 下直肌	11. 下斜肌	

　　动眼神经为运动性脑神经,含有一般躯体运动和一般内脏运动两种纤维。一般躯体运动纤维起于中脑上丘平面的动眼神经核,一般内脏运动纤维起于中脑的动眼神经副核。一般躯体运动纤维支配5块眼球外肌,一般内脏运动纤维(副交感纤维)分布于睫状肌和瞳孔括约肌,参与视物的调节反射和瞳孔对光反射。

图 1-5-27　滑车神经、展神经

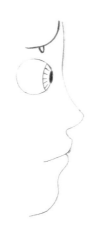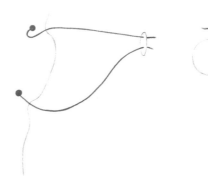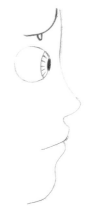

图 1-5-27A

脑干右侧面观,滑车神经核位于中脑,下丘高度。展神经核位于脑桥,面神经丘的深面。

图 1-5-27B

滑车神经核发出纤维,由中脑背侧出脑干组成滑车神经绕大脑脚向前;展神经核发出纤维在脑桥下缘出脑干组成展神经。两者均穿眶上裂进入眶内。

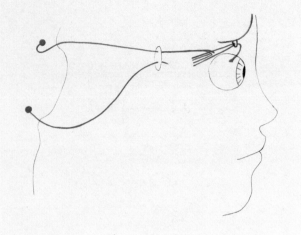

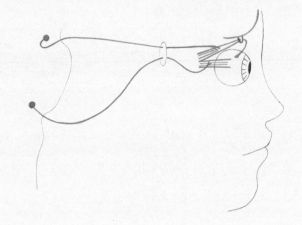

图 1-5-27C

上斜肌肌腹由后向前移行为肌腱,肌腱通过附于眶内侧壁前上方的滑车,转向后外,止于眼球后外侧的巩膜。滑车神经支配上斜肌。

图 1-5-27D

外直肌位于眼球外侧,止于眼球外侧前部的巩膜。展神经支配外直肌。

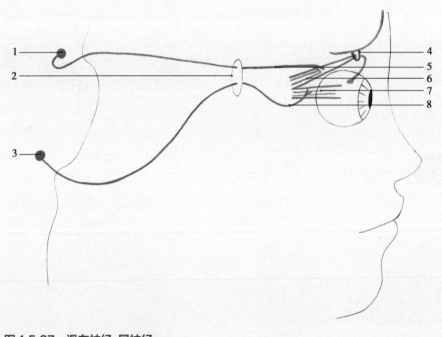

图 1-5-27　滑车神经、展神经

1. 滑车神经核	2. 眶上裂	3. 展神经核	4. 滑车
5. 滑车神经	6. 上斜肌	7. 外直肌	8. 展神经

　　眼球的正常运动,并非单一眼球外肌的收缩,而是两眼数条肌肉协同作用的结果。如眼向下俯视时,两眼的下直肌和上斜肌同时收缩;仰视时,两眼上直肌和下斜肌同时收缩;侧视时,一侧眼的外直肌和另一侧眼的内直肌共同作用;聚视中线时,则是两眼内直肌共同作用的结果。当某一眼球外肌麻痹时,可出现斜视和复视现象。

图 1-5-28　三叉神经

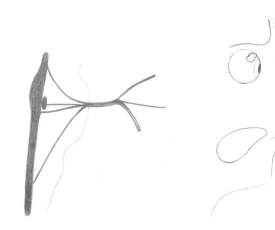

图 1-5-28A

三叉神经中脑核、三叉神经脑桥核、三叉神经脊束核和三叉神经运动核发出纤维由脑桥中部出脑干组成三叉神经,分为眼神经、上颌神经和下颌神经。

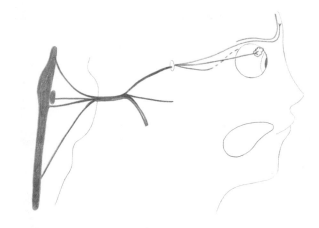

图 1-5-28B

眼神经向前穿眶上裂进入眶,发出分支:额神经、泪腺神经和鼻睫神经。

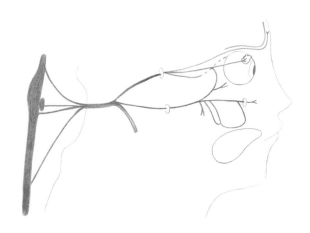

图 1-5-28C

上颌神经经圆孔出颅,发出分支:颧神经(与泪腺神经有交通支)、翼腭神经、上牙槽神经、眶下神经。眶下神经为上颌神经的终末支,穿眶下孔至面部。

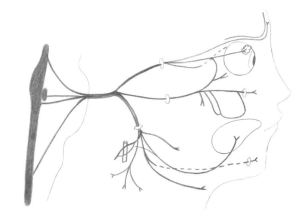

图 1-5-28D

下颌神经为混合性神经,穿卵圆孔出颅发出分支:耳颞神经、颊神经、舌神经(有鼓索加入)、下牙槽神经(末端穿颏孔至面部)、咀嚼肌神经(运动性)。

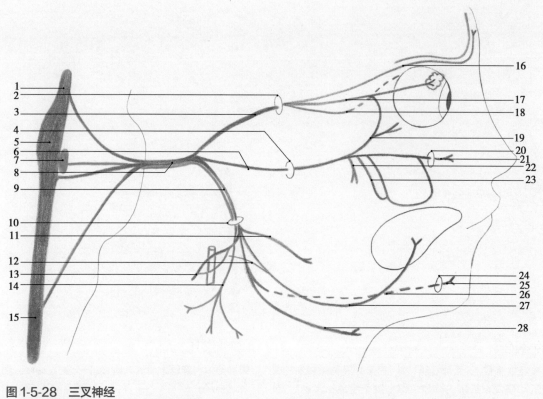

图 1-5-28　三叉神经

1. 三叉神经中脑核	2. 眶上裂	3. 眼神经	4. 圆孔
5. 三叉神经脑桥核	6. 上颌神经	7. 三叉神经运动核	8. 三叉神经
9. 下颌神经	10. 卵圆孔	11. 颊神经	12. 鼓索
13. 耳颞神经	14. 咀嚼肌神经	15. 三叉神经脊束核	16. 额神经
17. 泪腺神经	18. 鼻睫神经	19. 颧神经	20. 眶下孔
21. 眶下神经	22. 翼腭神经	23. 上牙槽神经	24. 颏孔
25. 颏神经	26. 下牙槽神经	27. 舌神经	28. 下颌舌骨肌神经

　　三叉神经为最粗大的混合性脑神经,含一般躯体感觉和特殊内脏运动两种纤维。其中来自三叉神经运动核的纤维出脑后进入三叉神经的下颌神经中,随下颌神经发分支支配咀嚼肌。而三叉神经的眼神经和上颌神经中仅含有感觉纤维。三叉神经的 3 大分支在头、面部皮肤的分布,以眼裂和口裂为界,分为眼裂以上的眼神经分布区,眼裂和口裂之间的上颌神经分布区,口裂以下的下颌神经分布区。一侧三叉神经损伤,出现同侧头、面部皮肤及眼、口腔和鼻腔黏膜一般感觉丧失;角膜反射消失;一侧咀嚼肌瘫痪,张口时下颌偏向患侧。

图 1-5-29 舌咽神经

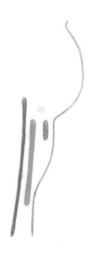

图 1-5-29A

脑干右侧面观,参与组成舌咽神经纤维的核团包括:疑核、下泌涎核、孤束核、三叉神经脊束核。以上核团均位于延髓。

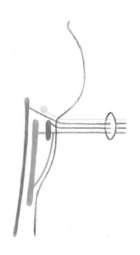

图 1-5-29B

疑核、下泌涎核、孤束核(内脏感觉)、三叉神经脊束核发出纤维经延髓后外侧沟出脑干,组成舌咽神经,经颈静脉孔出颅。

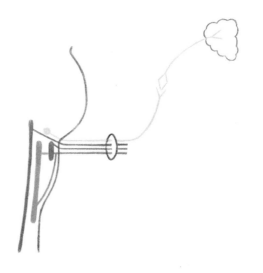

图 1-5-29C

由下泌涎核发出的一般内脏运动纤维支配腮腺分泌。

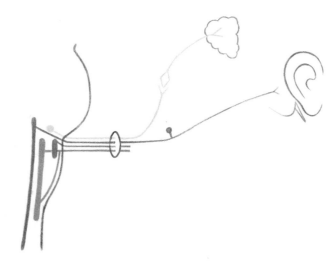

图 1-5-29D

与三叉神经脊束核相连的一般躯体感觉纤维分布于耳后皮肤。

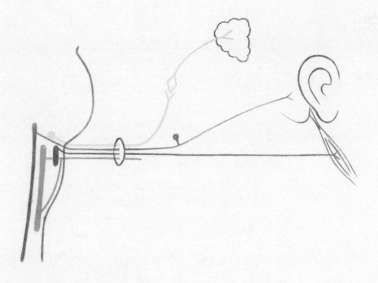

图 1-5-29E

由疑核发出的特殊内脏运动纤维支配茎突咽肌运动。

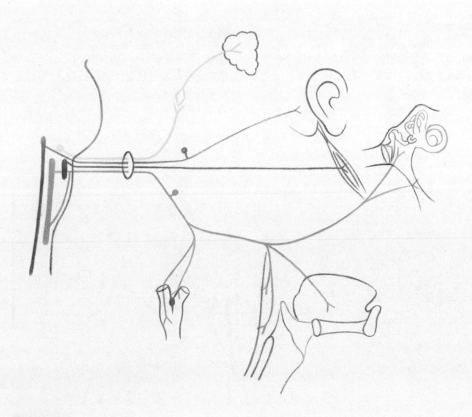

图 1-5-29F

与孤束核相连的纤维包括两种：一般内脏感觉纤维分布于舌后 1/3 部、咽、咽鼓管、鼓室等处黏膜，以及颈动脉窦和颈动脉小球；特殊内脏感觉纤维分布于舌后 1/3 部的味蕾。

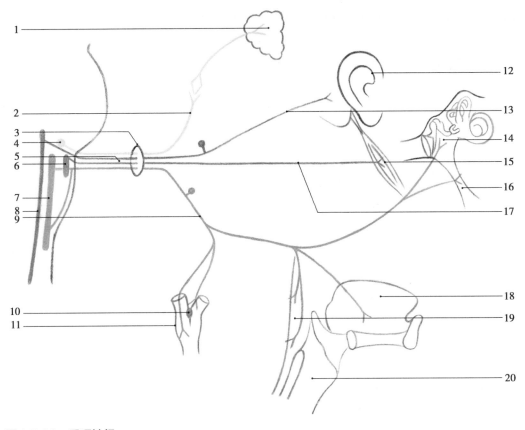

图 1-5-29 舌咽神经

1. 腮腺	2. 一般内脏运动纤维	3. 颈静脉孔	4. 下泌涎核
5. 舌咽神经	6. 疑核	7. 孤束核	8. 三叉神经脊束核
9. 内脏感觉纤维	10. 颈动脉小球	11. 颈动脉窦	12. 耳郭
13. 一般躯体感觉纤维	14. 鼓室	15. 茎突咽肌	16. 咽鼓管
17. 特殊内脏运动纤维	18. 舌	19. 咽	20. 喉

舌咽神经为混合性脑神经,是 12 对脑神经中含纤维成分最多的一对脑神经。其中,一般内脏运动纤维支配腮腺分泌;特殊内脏运动纤维支配茎突咽肌运动;一般内脏感觉纤维传导舌后 1/3 部、咽、咽鼓管和鼓室等处黏膜的感觉以及颈动脉窦的动脉压力感觉、颈动脉小球的二氧化碳浓度变化感觉;特殊内脏感觉纤维传导舌后 1/3 部的味觉;一般躯体感觉纤维传导耳后皮肤的感觉。一侧舌咽神经损伤表现为同侧舌后 1/3 部味觉消失,舌根及咽峡区痛温觉消失,同侧咽缩肌收缩无力。

图 1-5-30　迷走神经的纤维成分及其分布

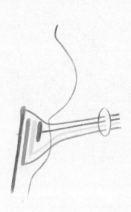

图 1-5-30A

脑干右侧面观,参与组成迷走神经纤维的核
团包括:疑核、迷走神经背核、孤束核、三叉
神经脊束核。以上核团均位于延髓。

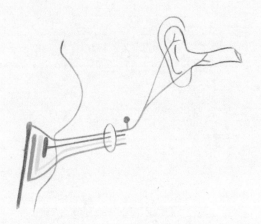

图 1-5-30B

各脑神经核团相连的纤维经延髓后外侧沟出脑干,组
成迷走神经,穿颈静脉孔出颅。与三叉神经脊束核(一
般躯体感觉)相连的纤维分布于耳郭及外耳道皮肤。

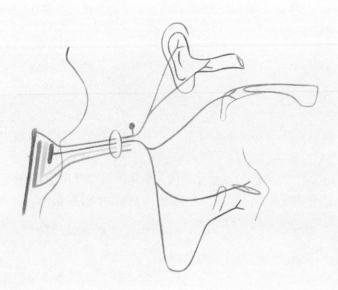

图 1-5-30C

疑核(特殊内脏运动)发出的纤
维支配软腭、咽、喉部肌肉运动。

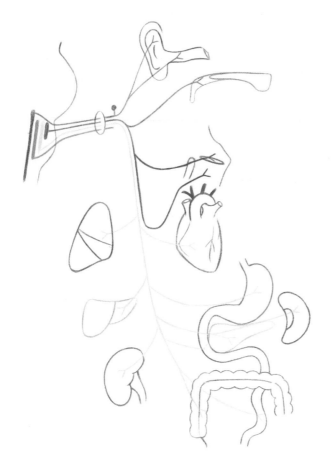

图 1-5-30D

迷走神经背核(一般内脏运动)发出的纤维支配颈部、胸腔所有内脏器官和腹腔大部分内脏器官的平滑肌、心肌的运动和腺体的分泌。

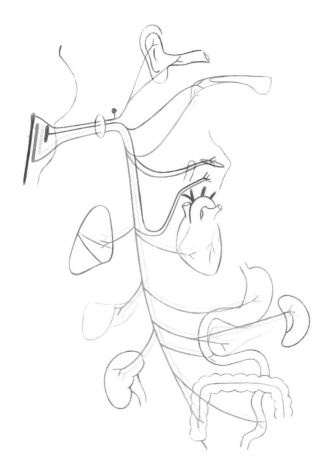

图 1-5-30E

与孤束核相连的纤维传导颈部和胸、腹腔的脏器的一般内脏感觉。

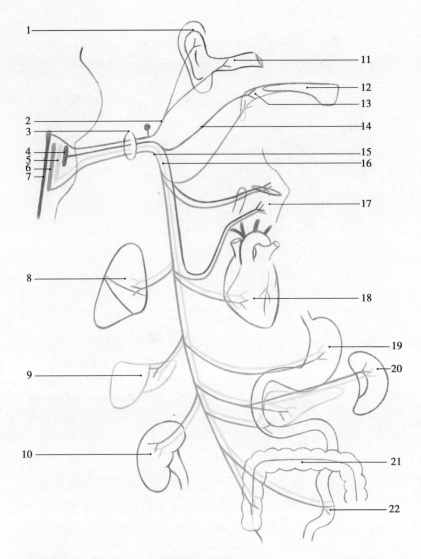

图 1-5-30　迷走神经的纤维成分及其分布

1. 耳郭 　　　　　　　2. 一般躯体感觉纤维 　　3. 颈静脉孔
4. 疑核 　　　　　　　5. 迷走神经背核 　　　　6. 孤束核
7. 三叉神经脊束核 　　8. 肺 　　　　　　　　　9. 肝
10. 肾 　　　　　　　　11. 外耳道 　　　　　　 12. 硬腭
13. 软腭 　　　　　　　14. 特殊内脏运动纤维 　 15. 内脏感觉纤维
16. 一般内脏运动纤维 　17. 喉 　　　　　　　　 18. 心
19. 胃 　　　　　　　　20. 脾 　　　　　　　　 21. 结肠
22. 小肠

　　迷走神经为混合性脑神经,是形成最长、分布最广的脑神经。其中,一般内脏运动纤维支配颈部、胸腔所有内脏器官和腹腔大部分内脏器官的平滑肌、心肌的运动和腺体的分泌;特殊内脏运动纤维支配咽喉部肌;一般内脏感觉纤维传导颈部和胸、腹腔的脏器的感觉;一般躯体感觉纤维传导硬脑膜、耳郭后面及外耳道皮肤的感觉。

图 1-5-31　副神经

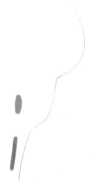

图 1-5-31A

脑干右侧面观,发纤维参与组成副神经的脑神经核有两个,疑核位于延髓,副神经核位于脊髓颈段。

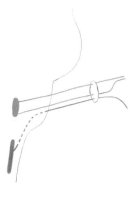

图 1-5-31B

副神经由脑根和脊髓根两部分组成。脑根起自疑核的下部,脊髓根起自副神经核。脑根和脊髓根出脑干组成副神经,穿出颈静脉孔出颅后,脑根离开脊髓根,加入迷走神经。

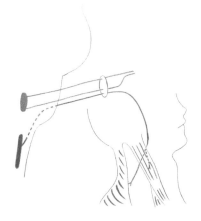

图 1-5-31C

副神经的脑根加入迷走神经内。副神经的脊髓根向外下方走行,经过胸锁乳突肌深面,并发分支支配该肌。其终支在胸锁乳突肌后缘上、中 1/3 交界处继续向外下斜行,终支支配斜方肌。

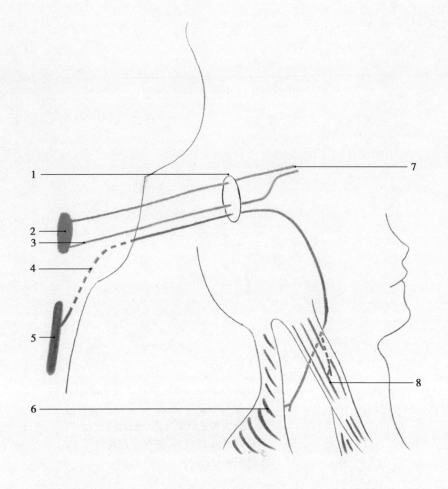

图 1-5-31 副神经

1. 颈静脉孔
2. 疑核
3. 副神经脑根
4. 副神经脊髓根
5. 副神经核
6. 斜方肌
7. 迷走神经
8. 胸锁乳突肌

副神经脊髓根损伤时,由于胸锁乳突肌瘫痪致头不能向患侧侧屈,面部不能转向对侧。由于斜方肌瘫痪,患侧肩胛骨下垂。

图 1-5-32　舌下神经

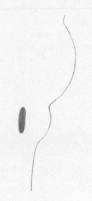

图 1-5-32A

脑干右侧面观,舌下神经核(一般躯体运动)位于延髓。

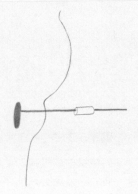

图 1-5-32B

舌下神经核发出纤维(一般躯体运动),经延髓前外侧沟出脑干,组成舌下神经,穿舌下神经管后出颅腔。

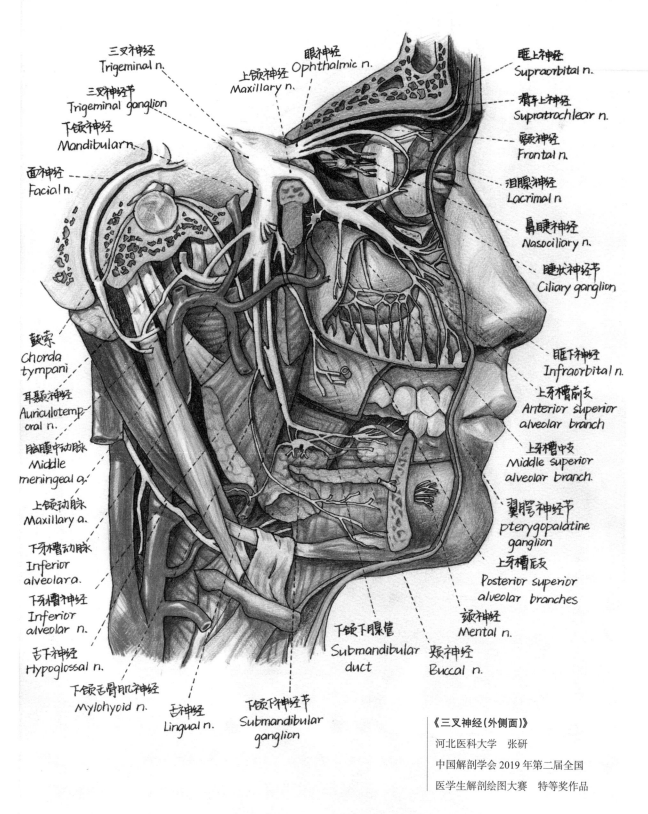

三叉神经
Trigeminal n.

三叉神经节
Trigeminal ganglion

下颌神经
Mandibular n.

面神经
Facial n.

鼓索
Chorda tympani

耳颞神经
Auriculotemporal n.

脑膜中动脉
Middle meningeal a.

上颌动脉
Maxillary a.

下牙槽动脉
Inferior alveolar a.

下牙槽神经
Inferior alveolar n.

舌下神经
Hypoglossal n.

下颌舌骨肌神经
Mylohyoid n.

舌神经
Lingual n.

下颌下神经节
Submandibular ganglion

下颌下腺管
Submandibular duct

眼神经
Ophthalmic n.

上颌神经
Maxillary n.

眶上神经
Supraorbital n.

滑车上神经
Supratrochlear n.

额神经
Frontal n.

泪腺神经
Lacrimal n.

鼻睫神经
Nasociliary n.

睫状神经节
Ciliary ganglion

眶下神经
Infraorbital n.

上牙槽前支
Anterior superior alveolar branch

上牙槽中支
Middle superior alveolar branch.

翼腭神经节
pterygopalatine ganglion

上牙槽后支
Posterior superior alveolar branches

颏神经
Mental n.

颊神经
Buccal n.

《三叉神经(外侧面)》

河北医科大学　张研

中国解剖学会 2019 年第二届全国

医学生解剖绘图大赛　特等奖作品

三叉神经(外侧面)
The trigeminal nerve. Lateral aspect

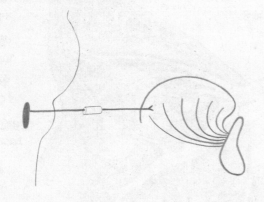

图 1-5-32C

舌下神经进入舌内,支配全部舌
内肌和大部分舌外肌。

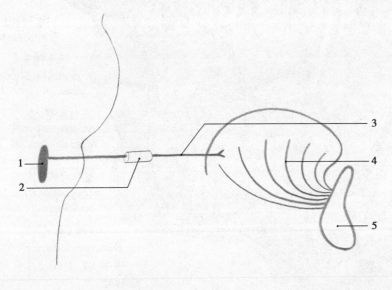

图 1-5-32 舌下神经

1. 舌下神经核
2. 舌下神经管
3. 舌下神经
4. 舌肌
5. 下颌骨

舌下神经支配全部舌内肌和大部分舌外肌。一侧舌下神经完全损伤时,患侧半舌肌瘫痪,伸舌时舌尖偏向患侧;舌肌瘫痪时间过长时,则造成舌肌萎缩。

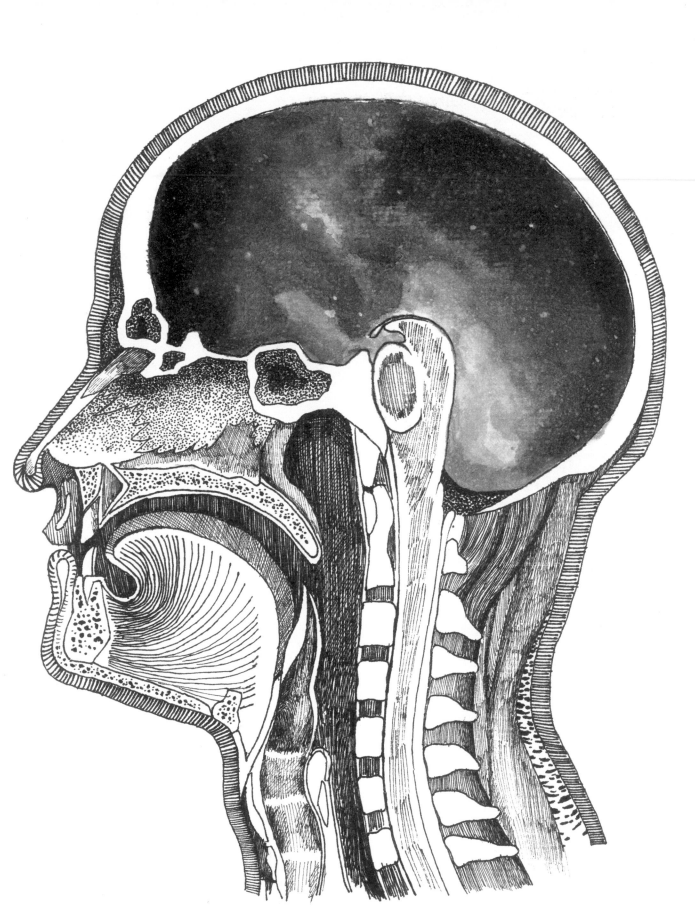

《星空超脑》

湘南学院　余懿

中国解剖学会 2018 年第一届全国
医学生解剖绘图大赛　一等奖作品

图 1-5-33 躯体神经、内脏神经

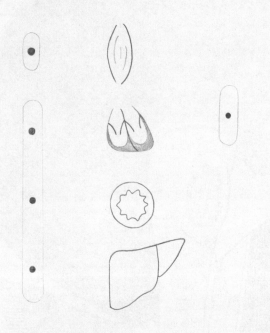

图 1-5-33A

红色核团代表支配骨骼肌的低级中枢;蓝色核团代表交感神经低级中枢;绿色核团为副交感神经低级中枢。

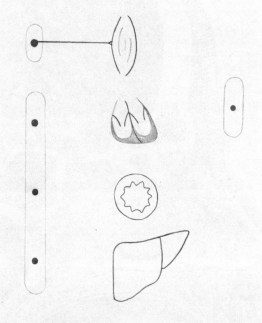

图 1-5-33B

支配骨骼肌的低级中枢位于脑神经运动核和脊髓灰质前角。低级中枢的神经元胞体发出纤维,不经过换元,直接支配骨骼肌。

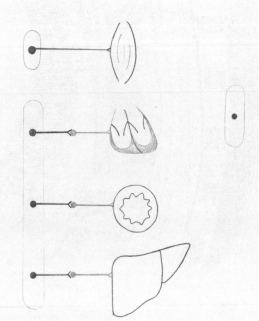

图 1-5-33C

交感神经的低级中枢位于脊髓 T₁~L₃ 节段的灰质侧柱的中间外侧核。低级中枢的神经元胞体发出节前纤维至椎旁神经节或椎前神经节处交换神经元,节后神经元胞体再发出纤维支配心肌、平滑肌和腺体。

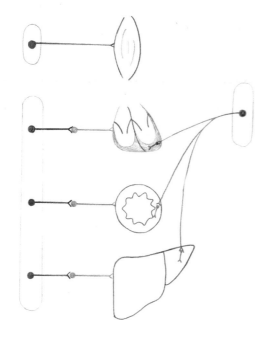

图 1-5-33D

副交感神经的低级中枢位于脑干的一般内脏运动核和脊髓 $S_{2~4}$ 节段灰质的骶副交感核。低级中枢的神经元胞体发出节前纤维至器官旁节或器官内节处交换神经元。节后神经元胞体再发出纤维支配心肌、平滑肌和腺体。

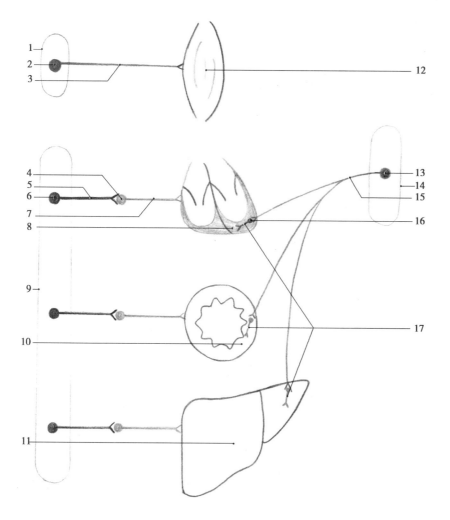

图 1-5-33 躯体神经、内脏神经

1. 躯体运动神经低级中枢
2. 下级运动神经元胞体
3. 下级运动神经元纤维
4. 交感神经节后神经元胞体
5. 交感神经节前神经元纤维
6. 交感神经节前神经元胞体
7. 交感神经节后神经元纤维
8. 心肌
9. 交感神经低级中枢
10. 平滑肌
11. 腺体
12. 骨骼肌
13. 副交感神经节前神经元胞体
14. 副交感神经低级中枢
15. 副交感神经节前神经纤维
16. 副交感神经节后神经元胞体
17. 副交感神经节后神经纤维

内脏运动神经与躯体运动神经在结构和功能上有较大差别。躯体运动神经支配骨骼肌,内脏运动神经支配平滑肌、心肌和腺体;躯体运动神经自低级中枢至骨骼肌只有一个神经元,而内脏运动神经需经过两个神经元;躯体运动神经只有一种纤维成分,内脏运动神经有交感和副交感两种纤维成分;躯体运动神经以神经干的形式分布,内脏运动神经节后纤维常攀附脏器或血管形成神经丛,由神经丛再分支至效应器。

图 1-5-34　交感神经纤维

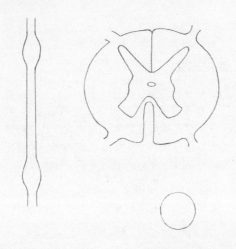

图 1-5-34A

交感神经的低级中枢位于脊髓 T_1~L_3 节段的灰质侧柱。膨大的交感干神经节借节间支连成交感干,位于脊柱旁。椎前神经节位于脊柱前方。

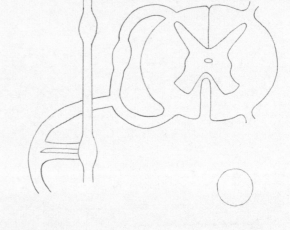

图 1-5-34B

脊髓前根连于脊髓前外侧沟;后根连于后外侧沟,后根的椭圆形膨大称为脊神经节。脊神经由前根和后根组成。每个交感干神经节与相应的脊神经之间都有灰、白交通支相连。

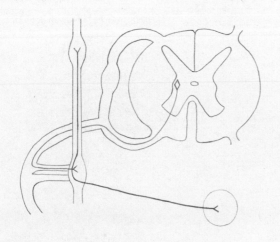

图 1-5-34C

侧柱中间外侧核细胞发出纤维随脊髓前根、脊神经、白交通支入交感干。而后在相应交感神经节换元,或在交感干内上行或下行终于其他交感神经节,或穿交感干神经节后至椎前神经节换元。

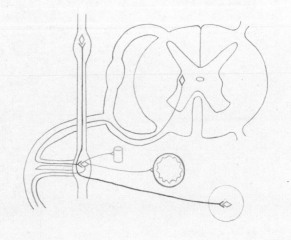

图 1-5-34D

交感神经节后纤维有 3 种去向:可借灰交通支返回脊神经,攀附动脉走行,直接分布到所支配的脏器。

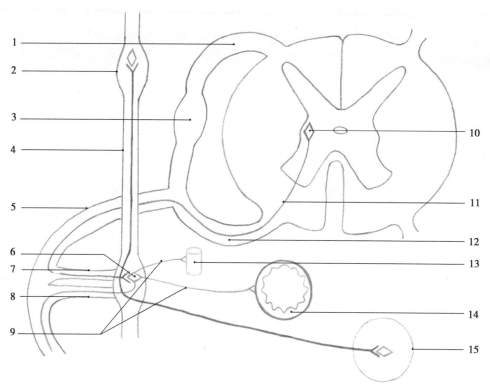

图 1-5-34　交感神经纤维

1. 后根
2. 交感干神经节
3. 脊神经节
4. 交感干节间支
5. 脊神经
6. 交感神经节后神经元胞体
7. 白交通支
8. 灰交通支
9. 交感神经节后神经纤维
10. 交感神经节前神经元胞体
11. 交感神经节前神经纤维
12. 前根
13. 动脉
14. 平滑肌
15. 椎前神经节

　　内脏运动神经包括交感和副交感两种纤维成分。交感神经和副交感神经的低级中枢发出节前纤维,在周围部的内脏运动神经节交换神经元,由节内神经元再发出节后纤维到达效应器。交感神经的低级中枢位于脊髓 $T_1\sim L_3$ 节段的灰质侧柱的中间外侧核,周围部的换元处位于椎旁节(交感干神经节)或椎前节。

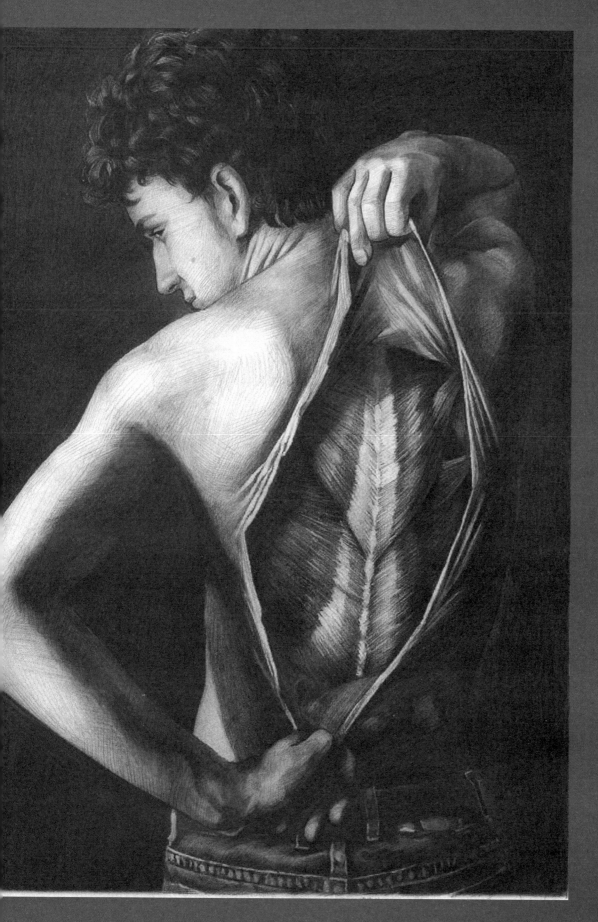

第一章 头颈部

图 2-1-1 颅顶部的神经和动脉

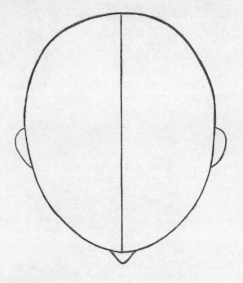

图 2-1-1A

颅顶部上面观。

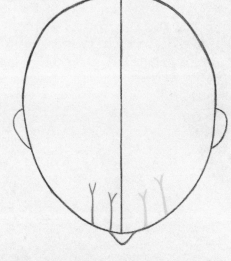

图 2-1-1B

颅顶前部神经和动脉分布包括滑车上神经、动脉和眶上神经、动脉。

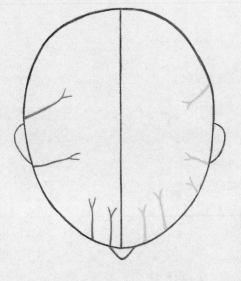

图 2-1-1C

颅顶侧部神经有颧神经颧颞支、耳颞神经和枕小神经；动脉包括颞浅动脉和耳后动脉。

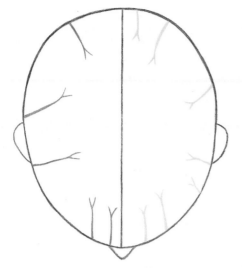

图 2-1-1D

颅顶后部神经包括第三枕神经和枕大神经；动脉包括枕动脉。

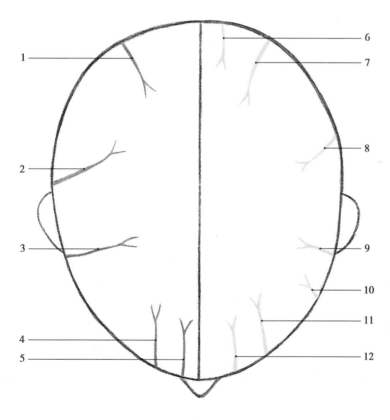

图 2-1-1 颅顶部的神经和动脉

1. 枕动脉
2. 耳后动脉
3. 颞浅动脉
4. 眶上动脉
5. 滑车上动脉
6. 第三枕神经
7. 枕大神经
8. 枕小神经
9. 耳颞神经
10. 颧神经颧颞支
11. 眶上神经
12. 滑车上神经

　　颅顶部的血管和神经位于浅筋膜内，分为前组、外侧组和后组。前组的动脉来源于颈内动脉的眼动脉，出眶后分布于额区及颅顶区的前部；外侧组和后组的动脉来源于颈外动脉的分支，外侧组的动脉经颞区向上分布于颅顶区的外侧部，后组的动脉经项部向上分布于颅顶区的后部。颅顶区的神经来源以耳郭为界，耳郭以前的区域主要来源于三叉神经的分支，耳郭以后的区域主要来源于颈丛的分支。

图 2-1-2 颈部分区

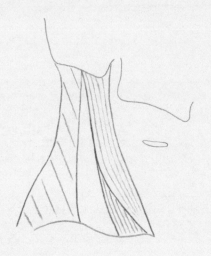

图 2-1-2A

颈部以斜方肌前缘为界分为后方的项部和前方的固有颈部。固有颈部以胸锁乳突肌为标志分为颈前区、胸锁乳突肌区和颈外侧区。

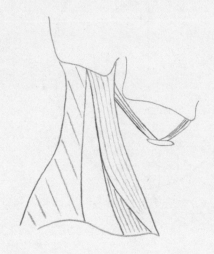

图 2-1-2B

颈前区以舌骨为界分为舌骨上区和舌骨下区。二腹肌将舌骨上区分为颏下三角和下颌下三角。

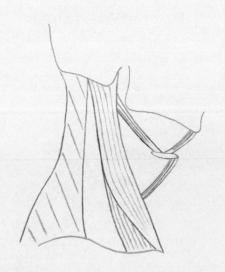

图 2-1-2C

肩胛舌骨肌上腹将舌骨下区分为肌三角和颈动脉三角。

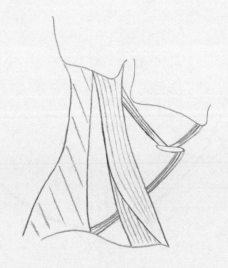

图 2-1-2D

肩胛舌骨肌下腹将颈外侧区分为枕三角和锁骨上大窝。

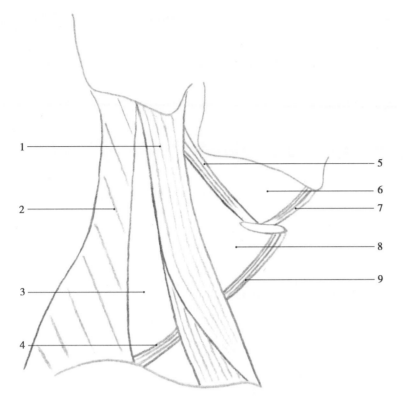

图 2-1-2　颈部分区

1. 胸锁乳突肌
2. 斜方肌
3. 枕三角
4. 肩胛舌骨肌(下腹)
5. 二腹肌(后腹)
6. 下颌下三角
7. 二腹肌(前腹)
8. 颈动脉三角
9. 肩胛舌骨肌(上腹)

　　颈部介于头部、胸部和上肢之间。颈部的上界为下颌骨下缘、下颌角、乳突尖、上项线和枕外隆凸的连线;下界为胸骨柄上缘、胸锁关节、锁骨、肩峰以及肩峰至第 7 颈椎棘突的连线。骨(下颌骨、舌骨、锁骨)和肌(斜方肌、胸锁乳突肌、二腹肌、肩胛舌骨肌)将颈部分为若干个局部区域。

图 2-1-3　舌骨舌肌

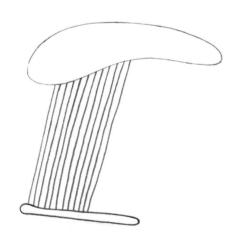

图 2-1-3A

舌骨舌肌位于下颌下三角,属于舌外肌,为四边形的扁肌,下端起自舌骨,向上进入舌的侧部。收缩有降低舌的作用。

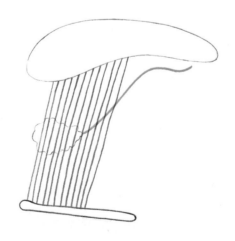

图 2-1-3B

下颌下腺呈扁椭圆形,位于下颌下三角舌骨舌肌的表面。下颌下腺导管向前上方走行,末端开口于舌下阜。

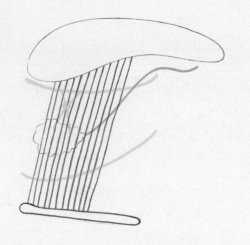

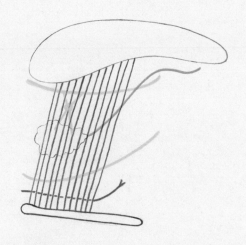

图 2-1-3C

舌神经由后向前,走行于舌骨舌肌上部的表面,下颌下腺的上方,发分支与下颌下神经节相连。舌下神经由后向前走行于舌骨舌肌下部的表面,下颌下腺的下方。

图 2-1-3D

舌动脉由后向前走行于舌骨舌肌下部的深面,位于舌下神经与舌骨之间。

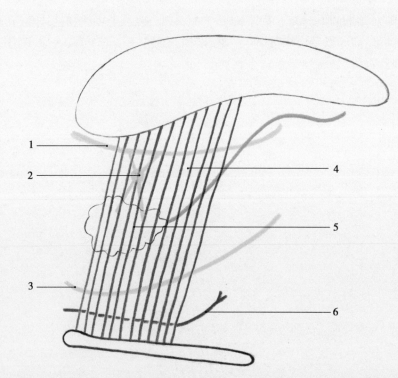

图 2-1-3 舌骨舌肌

1. 舌神经
2. 下颌下神经节
3. 舌下神经
4. 舌骨舌肌
5. 下颌下腺
6. 舌动脉

　　下颌下三角的境界为下颌骨下缘、二腹肌前腹、二腹肌后腹。下颌下三角内有下颌下腺及其周围的血管、神经和淋巴结。舌骨舌肌是下颌下三角内的重要标志性结构,诸多结构走行在舌骨舌肌的浅面(如下颌下腺及其导管、舌神经、舌下神经)和深面(如舌动脉)。

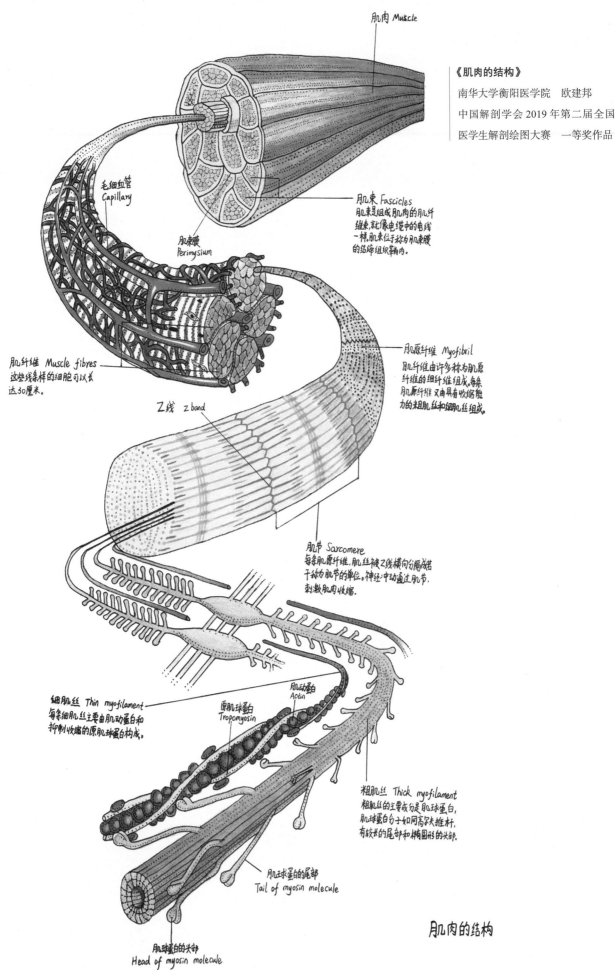

肌肉 Muscle

《肌肉的结构》
南华大学衡阳医学院　欧建邦
中国解剖学会 2019 年第二届全国
医学生解剖绘图大赛　一等奖作品

毛细血管
Capillary

肌束 Fascicles
肌束是组成肌肉的肌纤维束,就像电缆中的电线一样,肌束位于称为肌束膜的结缔组织鞘内。

肌束膜
Perimysium

肌原纤维 Myofibril
肌纤维由许多称为肌原纤维的细纤维组成。每条肌原纤维又由具有收缩能力的粗肌丝和细肌丝组成。

肌纤维 Muscle fibres
这些线条样的细胞可以长达30厘米。

Z线 z band

肌节 Sarcomere
每条肌原纤维,肌丝被Z线横向分隔成若干称为肌节的单位。神经冲动通过肌节,刺激肌肉收缩。

细肌丝 Thin myofilament
每条细肌丝主要由肌动蛋白和抑制收缩的原肌球蛋白构成。

肌动蛋白
Actin

原肌球蛋白
Tropomyosin

粗肌丝 Thick myofilament
粗肌丝的主要成分是肌球蛋白,肌球蛋白分子如同高尔夫推杆,有较长的尾部和椭圆形的头部。

肌球蛋白的尾部
Tail of myosin molecule

肌球蛋白的头部
Head of myosin molecule

肌肉的结构

图 2-1-4 甲状腺

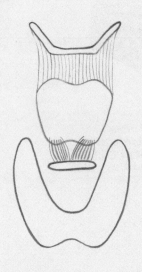

图 2-1-4A

甲状腺分为左、右侧叶及甲状腺峡。两侧叶位于喉和气管颈部上段的外侧。甲状软骨与舌骨之间为甲状舌骨膜,环甲肌上、下两端分别附着于甲状软骨下缘和环状软骨弓。

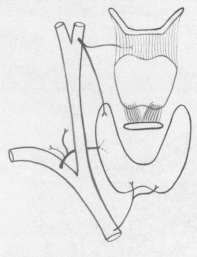

图 2-1-4B

甲状腺上动脉起自颈外动脉起始部,发出喉上动脉分支,主干向前下方走行,至甲状腺侧叶上极入甲状腺。甲状腺下动脉起自甲状颈干,经颈总动脉后面向内,至甲状腺侧叶后面。

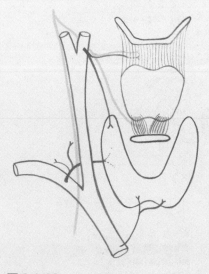

图 2-1-4C

喉上神经起自迷走神经,分为内支和外支。内支与喉上动脉伴行穿甲状舌骨膜入喉内;外支与甲状腺上动脉伴行支配环甲肌。

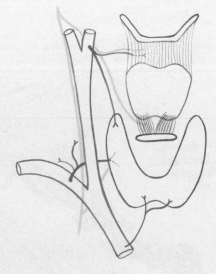

图 2-1-4D

喉返神经起自迷走神经,右侧喉返神经勾绕锁骨下动脉向上内走行,经气管食管间沟,多在甲状腺下动脉的前方与其交叉。

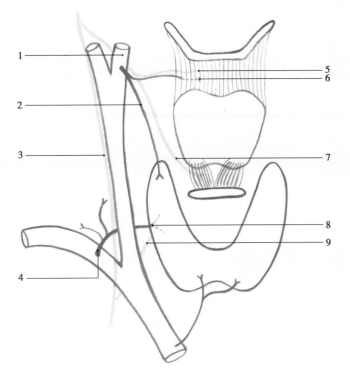

图 2-1-4 甲状腺

1. 颈外动脉
2. 甲状腺上动脉
3. 迷走神经
4. 甲状颈干
5. 喉上神经内支
6. 喉上动脉
7. 喉上神经外支
8. 甲状腺下动脉
9. 右喉返神经

　　甲状腺位于肌三角,其前面由皮肤、浅筋膜、颈深筋膜浅层和舌骨下肌群遮盖。手术中,结扎甲状腺上动脉应紧靠甲状腺上极,以免损伤喉上神经外支;喉返神经起自迷走神经,右侧喉返神经勾绕锁骨下动脉,左侧喉返神经勾绕主动脉弓后向上内走行,多在甲状腺下动脉的前方与其交叉,结扎甲状腺下动脉应尽量在距甲状腺侧叶较远处,以免损伤喉返神经。

图 2-1-5 颈袢

图 2-1-5A

舌下神经由后上向前下走行,发出分支组成颈袢上根。

图 2-1-5B

颈丛的 C_2、C_3 前支分别发出分支汇合组成颈袢下根。颈袢上、下根联合形成"U"形颈袢。

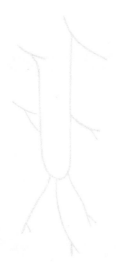

图 2-1-5C

颈袢发出分支支配舌骨下肌(肩胛舌骨肌、胸骨舌骨肌、胸骨甲状肌)。舌下神经单独发出分支支配甲状舌骨肌。

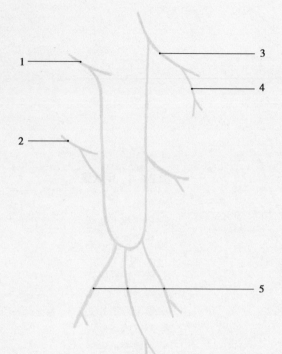

图 2-1-5　颈袢

1. 第二颈神经前支
2. 第三颈神经前支
3. 舌下神经
4. 甲状舌骨肌支
5. 舌骨下肌群分支

　　颈袢上根沿着颈内动脉、颈总动脉下降,下根在颈内静脉内侧下行,上、下根在颈内静脉的后内侧或前外侧联合成颈袢。由颈袢分支分布至胸骨舌骨肌和胸骨甲状肌的肌支,均从肌的下部进入肌内,故甲状腺手术时,应靠近该肌的中段切断肌腹,以免损伤颈袢的肌支。

图 2-1-6　颈动脉鞘

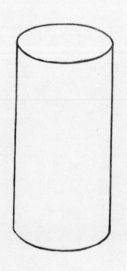

图 2-1-6A

颈深筋膜中层,又称气管前筋膜,其向两侧延续,形成似圆筒状筋膜结构,并包裹颈部血管和神经,称为颈动脉鞘。

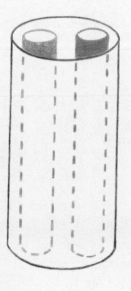

图 2-1-6B

在颈动脉鞘内,颈总动脉由下向上走行于内侧;颈内静脉由上向下走行于外侧。

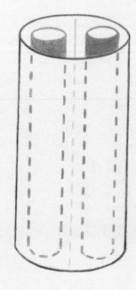

图 2-1-6C

在颈动脉鞘内,迷走神经位于颈总动脉和颈内静脉之间偏后的位置。

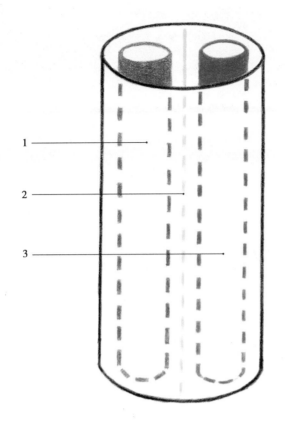

图 2-1-6　颈动脉鞘

1. 颈内静脉
2. 迷走神经
3. 颈总动脉

　　颈部颈深筋膜分为浅、中、深三层,其中颈深筋膜中层又称气管前筋膜,除了包绕颈部各器官之外,还包裹两侧的颈总动脉、颈内静脉和迷走神经,称为颈动脉鞘。在解剖颈总动脉和颈内静脉时,需先纵行切开颈动脉鞘,而迷走神经位于二者之间偏后方的位置。

第二章 胸部

图 2-2-1 肋间隙

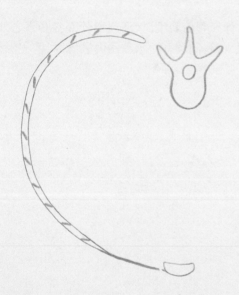

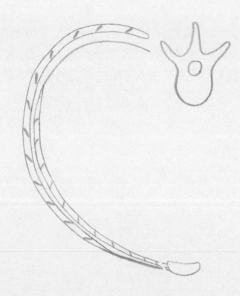

图 2-2-1A

胸壁水平切面，后方为胸椎，前方为胸骨，侧方为位于肋间隙最外层的肋间外肌，其前部于肋软骨处向前移行为肋间外膜。

图 2-2-1B

肋间内肌位于肋间外肌的深面，肌纤维从胸骨外侧缘起始，在其后部于肋角处向后移行为肋间内膜。

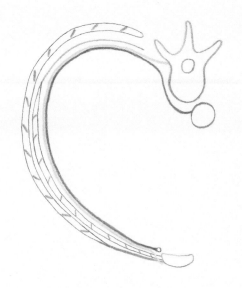

图 2-2-1C

肋间神经起自相应的胸神经前支;肋间后动脉起自胸主动脉。两者相伴行走行于相应肋间隙,并位于肋间内肌的深面。

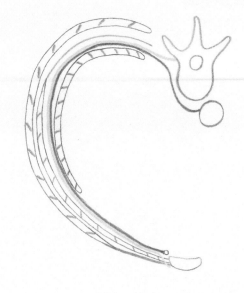

图 2-2-1D

肋间最内肌位于肋间内肌的深面,两层肌肉之间有肋间神经和肋间后动脉通过。

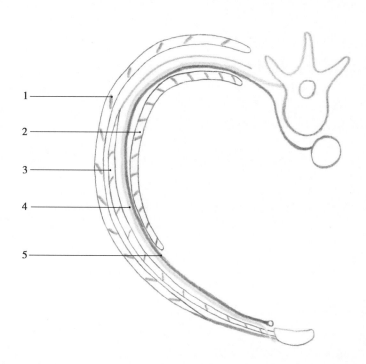

图 2-2-1　肋间隙

1. 肋间外肌
2. 肋间最内肌
3. 肋间内肌
4. 肋间神经
5. 肋间后动脉

　　胸廓由胸骨、肋、胸椎及它们之间的连结构成。相邻肋之间的肋间隙内有肋间肌、肋间神经、肋间后血管等结构。肋间肌的作用是协助呼吸运动。肋间神经除发肌支支配相应的肋间肌以外,还可分出皮支,分布于相应部位的皮肤。肋间后动脉来自胸主动脉,在肋角附近发出侧副支,主干和侧副支分别与前方胸廓内动脉及其分支吻合,在肋间隙形成动脉环。

图 2-2-2 胸壁层次

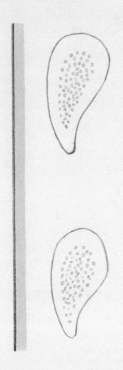

图 2-2-2A

胸壁冠状切面,浅层为皮肤层和浅筋膜层。各肋骨在胸壁深部依次上下排列,相邻肋骨之间为肋间隙。肋骨的内面近下缘处有肋沟。

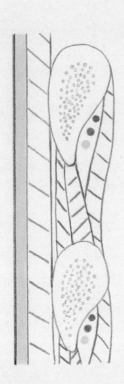

图 2-2-2B

胸壁深层由浅入深依次为胸壁浅层肌、肋间外肌、肋间内肌和肋间最内肌。肋沟处由上向下有肋间后静脉、肋间后动脉和肋间神经走行。

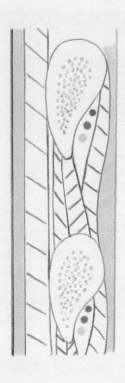

图 2-2-2C

胸内筋膜贴附于胸壁内面,其深面为壁胸膜。壁胸膜参与形成胸膜腔。

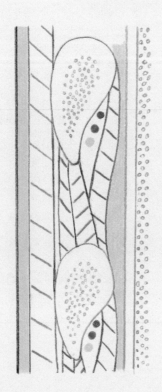

图 2-2-2D

脏胸膜贴附于肺表面,与壁胸膜之间形成胸膜腔。

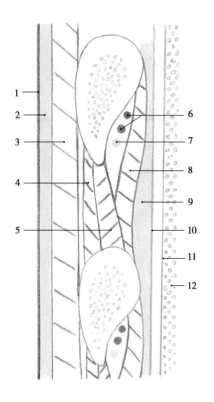

图 2-2-2 胸壁层次

1. 皮肤
2. 浅筋膜
3. 胸壁浅层肌
4. 肋间外肌
5. 肋间内肌
6. 肋间血管
7. 肋间神经
8. 肋间最内肌
9. 胸内筋膜
10. 壁胸膜
11. 脏胸膜
12. 肺

　　胸膜腔积液时,需用穿刺针抽取积液,穿刺针由浅入深经过皮肤、浅筋膜、深筋膜及胸壁浅层肌、肋间隙、胸内筋膜和壁胸膜到达胸膜腔内。胸膜腔穿刺时勿伤及肋间隙内的血管、神经。

图 2-2-3　纵隔分区

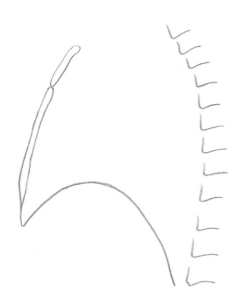

图 2-2-3A

胸部正中矢状切面,纵隔前界为胸骨,后界为胸椎,下界为膈。

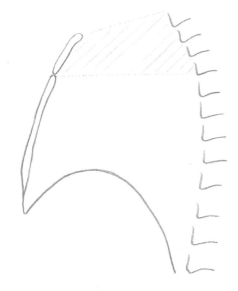

图 2-2-3B

胸骨角与第 4 胸椎体下缘的连线将纵隔分为上纵隔和下纵隔。

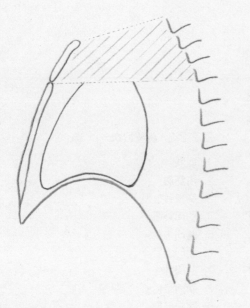

图2-2-3C

下纵隔内,心包前、后壁之间为中纵隔。

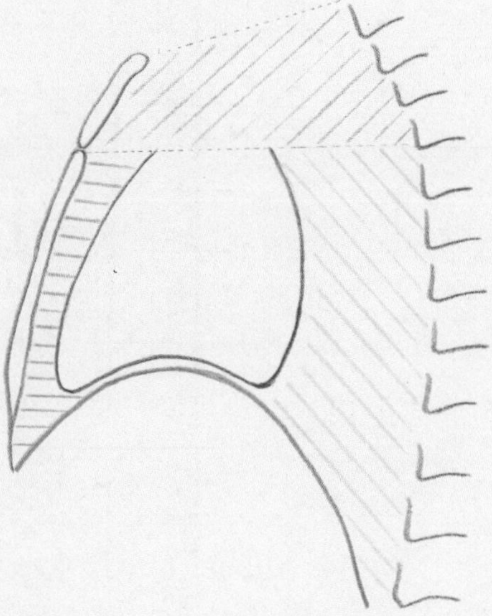

图2-2-3D

心包前壁与胸骨之间为前纵隔;心包后壁与胸椎之间为后纵隔。

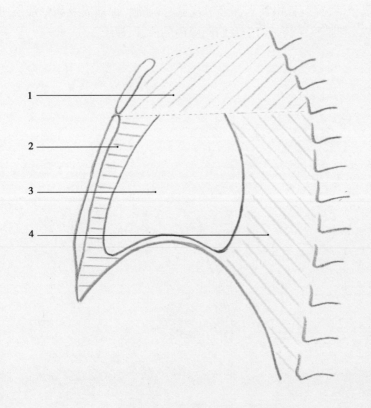

1
2
3
4

图2-2-3 纵隔分区

1. 上纵隔
2. 前纵隔
3. 中纵隔
4. 后纵隔

纵隔位于胸腔中部,是两侧纵隔胸膜间所有器官和结构的总称。前界为胸骨和肋软骨;后界为脊柱胸段;两侧界为纵隔胸膜;上界为胸廓上口;下界为膈。纵隔的形态不规则,呈上窄下宽,前短后长的矢状位。纵隔内各器官间的间隙内充满疏松结缔组织,因而能允许各器官自由活动,并适应胸腔容量的改变。

图 2-2-4 动脉导管三角

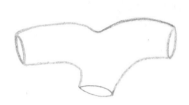

图 2-2-4A

肺动脉干为一动脉短干,借肺动脉口起自右心室,向后上方走行形成分叉,分为左、右肺动脉。

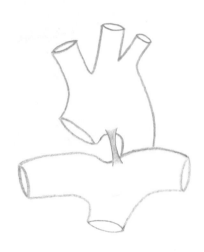

图 2-2-4B

主动脉弓为升主动脉的延续,向左后方呈弓状弯曲移行为降主动脉。主动脉弓的上缘有三个分支;主动脉弓的下缘与左肺动脉之间有动脉韧带相连。

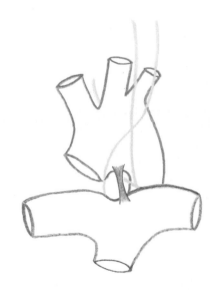

图 2-2-4C

在胸腔内,膈神经和迷走神经均由上向下走行。左膈神经经左肺动脉前方;左迷走神经经左肺动脉的后方,并发出左喉返神经。左膈神经、左迷走神经及左肺动脉之间围成动脉导管三角,内有动脉韧带和左喉返神经。

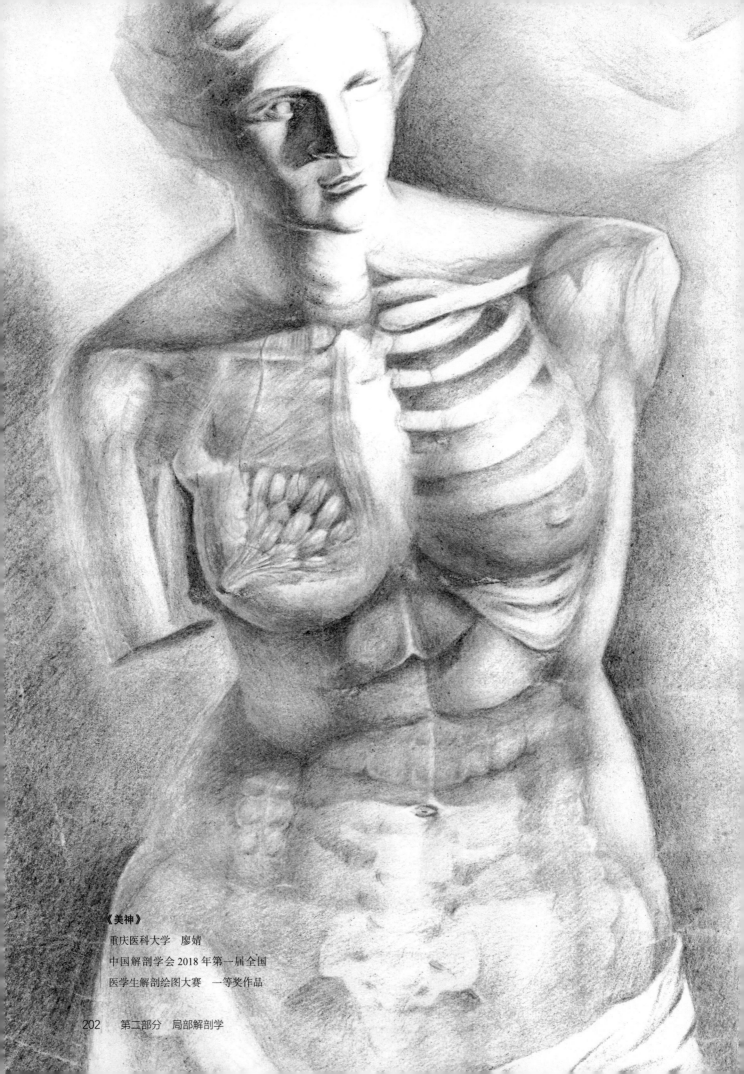

《美神》

重庆医科大学　廖婧

中国解剖学会 2018 年第一届全国

医学生解剖绘图大赛　一等奖作品

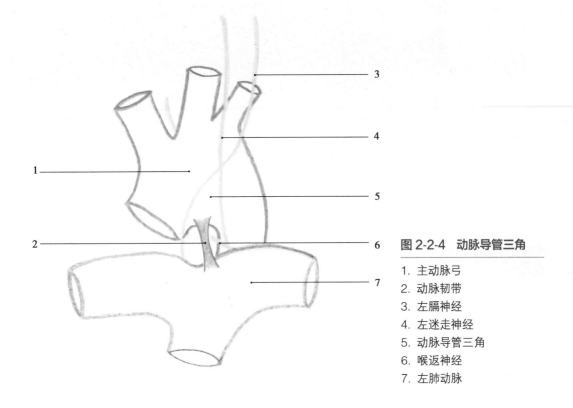

图 2-2-4　动脉导管三角

1. 主动脉弓
2. 动脉韧带
3. 左膈神经
4. 左迷走神经
5. 动脉导管三角
6. 喉返神经
7. 左肺动脉

　　动脉韧带由纤维结缔组织和平滑肌构成,是胚胎时期动脉导管闭锁遗留的残迹。出生后如动脉导管未闭锁,仍是主动脉和肺动脉之间的通道,动、静脉血液发生混合,称为动脉导管未闭,需要手术将其结扎。未闭合的动脉导管位于动脉导管三角内,结扎时勿损伤左喉返神经。

图 2-3-1　腹部分区

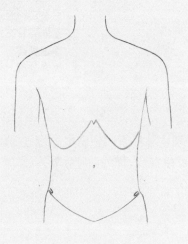

图 2-3-1A

腹部前面观,腹前外侧壁以剑突、肋弓与胸部分界;以耻骨联合上缘、耻骨结节、腹股沟、髂前上棘和髂嵴与下肢为界。

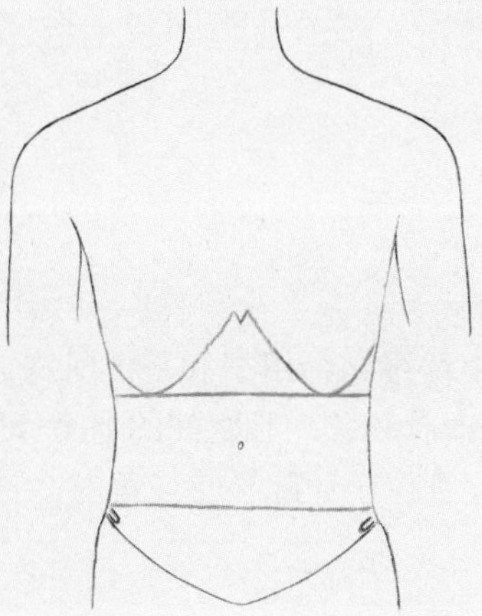

图 2-3-1B

上水平线为通过两侧肋弓最低点(第10肋下缘)的连线;下水平线为通过两侧髂结节的连线(第5腰椎椎体)。两条水平线将腹部分为上腹部、中腹部和下腹部三部分。

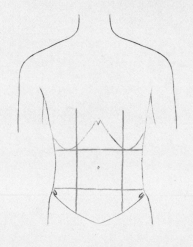

图 2-3-1C

两条纵线为经两侧腹股沟中点的垂直线。两条纵线将上腹部分成左、右季肋区和腹上区;中腹部分成左、右腹外侧区和脐区;下腹部分成左、右腹股沟区和腹下区。

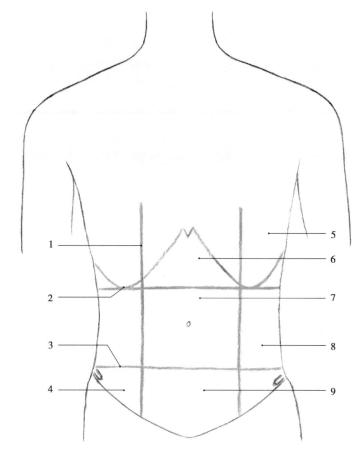

图 2-3-1 腹部分区

1. 腹股沟中线
2. 上水平线
3. 下水平线
4. 右腹股沟区
5. 左季肋区
6. 腹上区
7. 脐区
8. 左腹外侧区
9. 腹下区（耻区）

　　腹部位于胸部和盆部之间,包括腹壁、腹膜腔和腹腔脏器等内容。腹部体表境界与腹腔的界限并不一致,腹腔的上界为膈穹窿,达第4、5肋间隙水平,下方通过骨盆上口与骨盆腔相通,小肠等腹腔脏器常降于骨盆腔内,故腹腔的实际范围较腹部体表的界限大。为了确定和描述腹腔脏器的位置,通常用两条水平线和两条纵线将腹部划分为三部、九区。

图 2-3-2　腹壁的神经和动脉

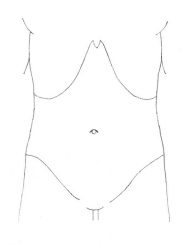

图 2-3-2A

腹壁前面观。

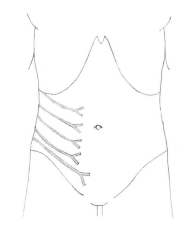

图 2-3-2B

脊神经在腹壁呈节段性分布。

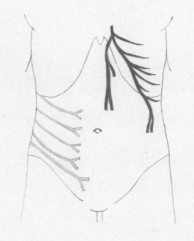

图 2-3-2C

胸廓内动脉发出肌膈动脉和腹壁上动脉。

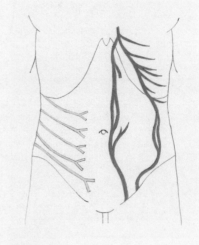

图 2-3-2D

髂内动脉发出旋髂深动脉和腹壁下动脉。

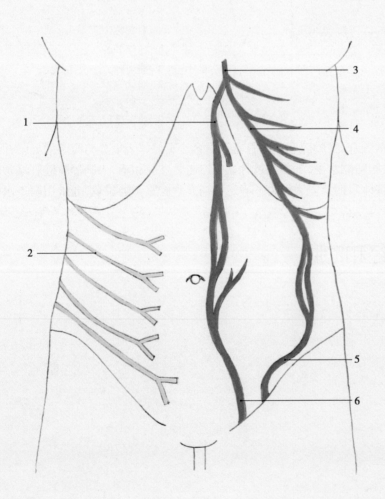

图 2-3-2　腹壁的神经和动脉

1. 腹壁上动脉
2. 第 10 胸神经前支
3. 胸廓内动脉
4. 肌膈动脉
5. 旋髂深动脉
6. 腹壁下动脉

　　腹壁上动脉与肌膈动脉来源于胸腔(均发自胸廓内动脉),向下走行至腹壁。腹壁下动脉与旋髂深动脉来源于盆腔(均发自髂外动脉),向上走行至腹壁。腹壁上动脉与腹壁下动脉在腹前壁(腹直肌的深面)相互吻合;肌膈动脉与旋髂深动脉在腹外侧壁相互吻合。

图 2-3-3 腹直肌鞘（弓状线以上）

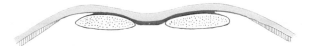

图 2-3-3A

腹前外侧壁水平切面（弓状线以上），浅层为皮肤层和浅筋膜层。腹外斜肌向内侧移行为腱膜，参与形成腹直肌鞘前层。

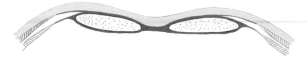

图 2-3-3B

腹内斜肌向内侧移行为腱膜，分为两层分别参与形成腹直肌鞘的前层和后层。

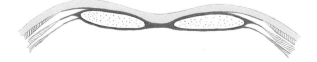

图 2-3-3C

腹横肌向内侧移行为腱膜，参与形成腹直肌鞘后层。

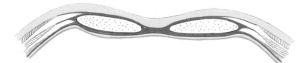

图 2-3-3D

腹前外侧壁的深层为腹横筋膜、腹膜外筋膜和壁腹膜。腹横筋膜位于腹横肌与腹直肌鞘后层的深面。

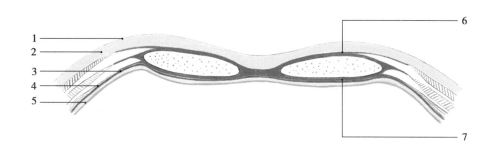

图 2-3-3 腹直肌鞘（弓状线以上）

1. 皮肤	2. 浅筋膜	3. 腹横筋膜	4. 腹膜外筋膜
5. 壁腹膜	6. 腹直肌鞘前层	7. 腹直肌鞘后层	

　　腹前外侧肌群包括位于前正中线（白线）两侧的腹直肌，以及外侧的三块扁肌，即腹外斜肌、腹内斜肌和腹横肌。腹直肌被包在腹直肌鞘内。腹直肌鞘分为前、后两层，由外侧三块扁肌的腱膜构成。腹横肌和腹直肌鞘的深面为腹横筋膜。壁腹膜位于腹壁的最深层，与腹横筋膜之间为腹膜外筋膜。

图 2-3-4 腹直肌鞘（弓状线以下）

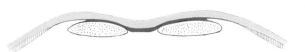

图 2-3-4A

腹前外侧壁水平切面（弓状线以下），浅层为皮肤层和浅筋膜层。腹外斜肌向内侧移行为腱膜，参与形成腹直肌鞘前层。

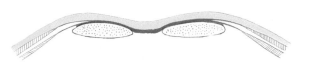

图 2-3-4B

腹内斜肌向内侧移行为腱膜，参与形成腹直肌鞘的前层。

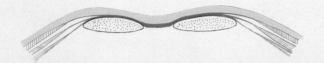

图 2-3-4C

腹横肌向内侧移行为腱膜,参与形成腹直肌鞘的前层。

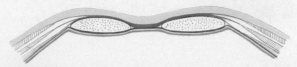

图 2-3-4D

腹前外侧壁的深层为腹横筋膜、腹膜外筋膜和壁腹膜。腹横筋膜位于腹横肌与腹直肌的深面。

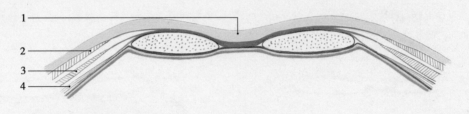

图 2-3-4 腹直肌鞘(弓状线以下)

1. 腹白线　　2. 腹外斜肌　　3. 腹内斜肌　　4. 腹横肌

　　腹直肌鞘后层在脐下 4~5cm 附近呈弓向上的弓形游离下缘,称为弓状线。在弓状线以下,三块扁肌的腱膜均移行为腹直肌鞘的前层,自弓状线以下腹直肌鞘后层缺如,腹直肌后面直接与腹横筋膜接触。

图 2-3-5 腹膜

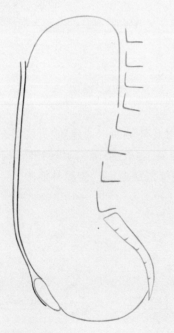

图 2-3-5A

腹、盆腔矢状切面,前界为腹前壁、耻骨联合;后界为脊柱;上界为膈,下界为盆膈。

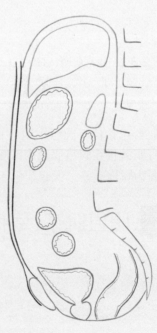

图 2-3-5B

从腹、盆腔矢状切面可见脏器(男性):肝、胃、胰、十二指肠、横结肠、空回肠、膀胱、前列腺、直肠、肛管。

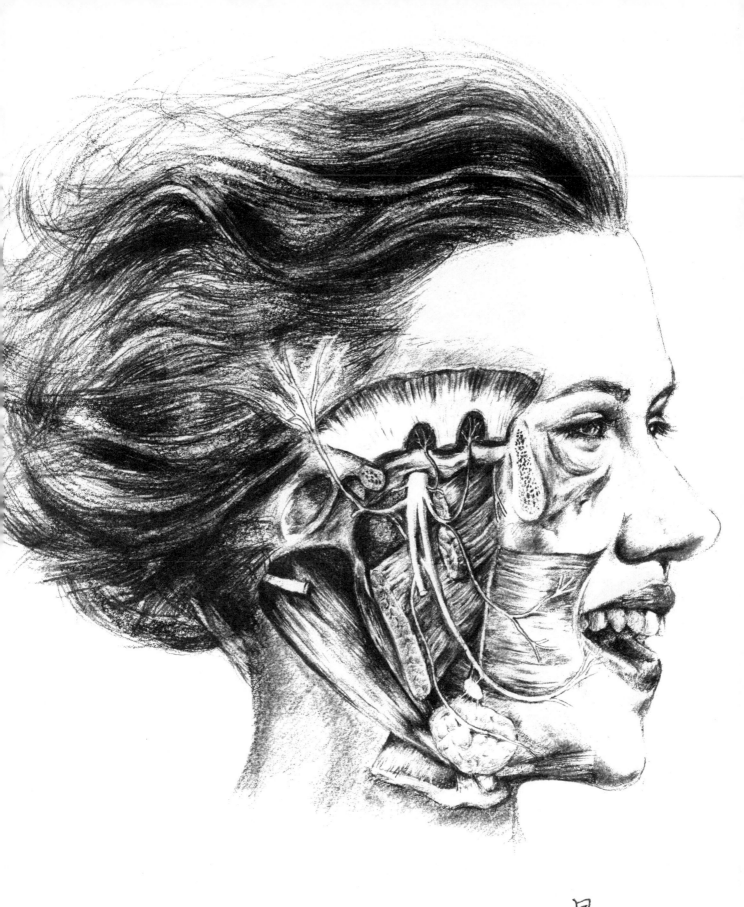

《素颜》

北京协和医学院　刘芃昊

中国解剖学会 2018 年第一届全国

医学生解剖绘图大赛　一等奖作品

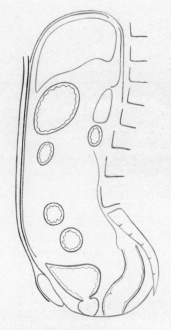

图 2-3-5C

贴覆于腹腔壁与盆腔壁内面的腹
膜部分为壁腹膜。

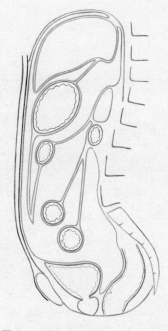

图 2-3-5D

贴覆于腹、盆腔内脏器表面的腹
膜部分为脏腹膜。壁腹膜与脏腹
膜相互移行,共同围成一个封闭
的腔隙,称为腹膜腔。

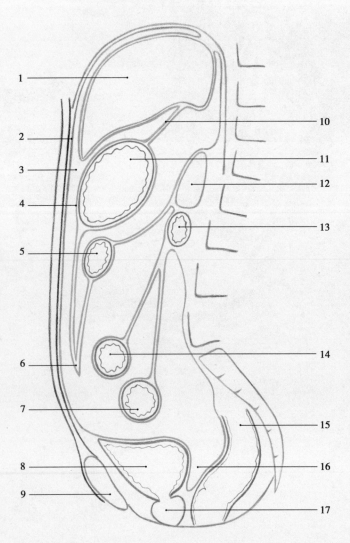

图 2-3-5　腹膜

1. 肝
2. 壁腹膜
3. 腹膜腔
4. 脏腹膜
5. 横结肠
6. 大网膜
7. 回肠
8. 膀胱
9. 耻骨联合
10. 肝胃韧带
11. 胃
12. 胰
13. 十二指肠
14. 空肠
15. 直肠
16. 直肠膀胱陷凹
17. 前列腺

根据腹膜覆盖脏器表面的不同情况,可将腹腔、盆腔脏器分为三类。表面几乎完全被腹膜所包被的器官称为腹膜内位器官,如胃、横结肠;表面三面被腹膜覆盖的器官称为腹膜间位器官,如肝、膀胱;表面仅有一面被腹膜覆盖的器官称为腹膜外位器官,如胰、十二指肠水平部。

图 2-3-6 胃的动脉、淋巴结

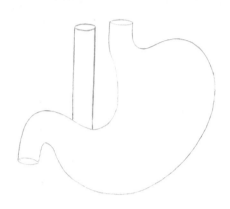

图 2-3-6A

胃向上与食管相接,向下与十二指肠相延续。胃小弯凹向右上方,胃大弯弓向左下方。胃分为贲门部、幽门部、胃底和胃体。腹主动脉位于腹后壁,由上向下走行。

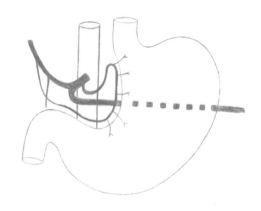

图 2-3-6B

腹腔干起自腹主动脉前壁,发出胃左动脉沿胃小弯由近侧向远侧走行;肝总动脉分为肝固有动脉和胃十二指肠动脉,肝固有动脉发出胃右动脉沿胃小弯由远侧向近侧走行,并与胃左动脉吻合。

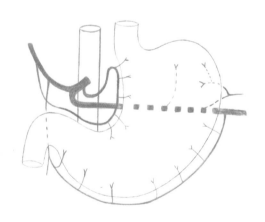

图 2-3-6C

脾动脉起自腹腔干,向左侧走行至胃大弯附近发出胃网膜左动脉,胃十二指肠动脉发出胃网膜右动脉,沿胃大弯走行,与胃十二指肠动脉的分支胃网膜左动脉形成吻合。此外,脾动脉发出胃短动脉和胃后动脉。

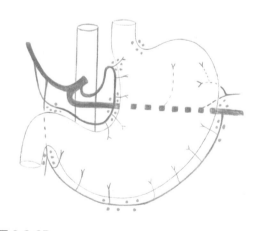

图 2-3-6D

胃左淋巴结位于胃左血管周围;幽门上淋巴结和胃右淋巴结位于幽门上方和幽门部上缘;胃网膜右淋巴结和幽门下淋巴结沿胃网膜右血管排列;脾淋巴结和胃网膜左淋巴结位于脾门附近。

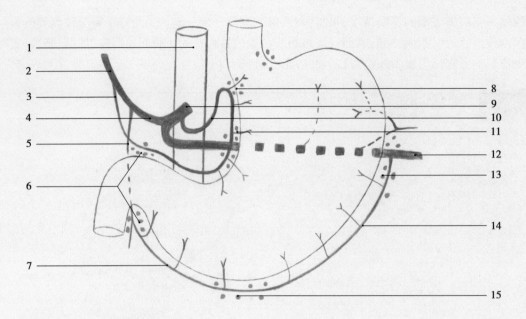

图 2-3-6　胃的动脉、淋巴结

1. 腹主动脉	2. 肝固有动脉	3. 胃右动脉	4. 肝总动脉
5. 胃十二指肠动脉	6. 幽门上、下淋巴结	7. 胃网膜右动脉	8. 胃左淋巴结
9. 腹腔干	10. 胃左动脉	11. 胃右淋巴结	12. 脾动脉
13. 胃网膜左淋巴结	14. 胃网膜左动脉	15. 胃网膜右淋巴结	

　　胃部分切除术是将胃壁部分摘除，由于胃的动脉间有良好的侧支循环，结扎几支胃的动脉不会影响残留胃的血供。胃的淋巴回流广泛，吻合丰富，给胃癌手术淋巴结清除带来困难。如脾血管周围的淋巴结要通过切除脾、胃脾韧带、脾肾韧带和部分胰腺组织而摘除；胃网膜血管周围的淋巴结要通过切除大网膜而摘除。

图 2-3-7　胆囊三角

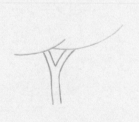

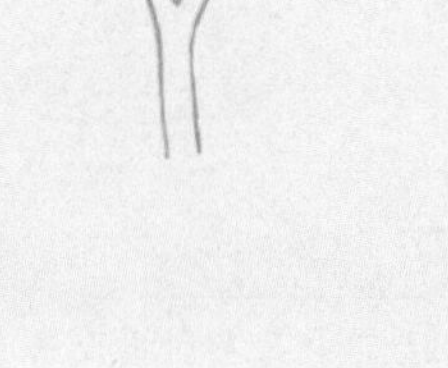

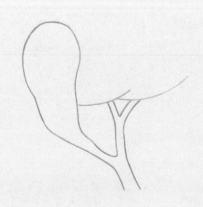

图 2-3-7A

左、右半肝内的毛细胆管分别汇合成肝左、右管，肝左、右管汇合成肝总管。

图 2-3-7B

胆囊颈移行为胆囊管，胆囊管与肝总管汇合成胆总管。肝的脏面、肝总管和胆囊管之间围成胆囊三角。

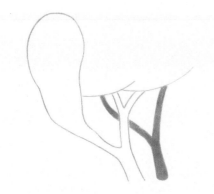

图 2-3-7C

肝固有动脉分为左、右支,分别进入左、右半肝。

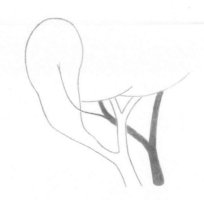

图 2-3-7D

肝固有动脉右支在胆囊三角内发出胆囊动脉。

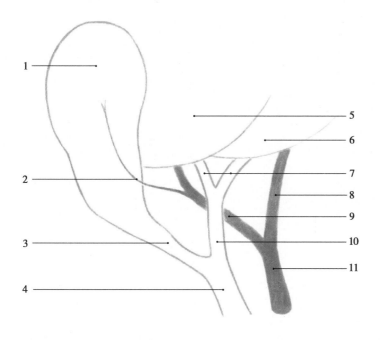

图 2-3-7　胆囊三角

1. 胆囊
2. 胆囊动脉
3. 胆囊管
4. 胆总管
5. 肝右叶
6. 肝左叶
7. 左、右肝管
8. 肝固有动脉左支
9. 肝固有动脉右支
10. 肝总管
11. 肝固有动脉

　　胆囊动脉发自肝固有动脉的右支,一般位于胆囊三角内。胆囊三角由胆囊管、肝总管和肝脏面围成,是手术中寻找胆囊动脉的标志。

图 2-3-8 肠系膜动脉

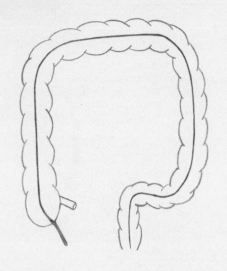

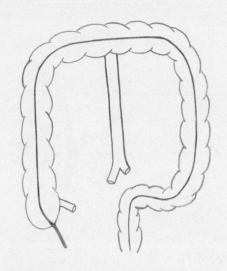

图 2-3-8A

盲肠为大肠起始部,向上延续为升结肠、横结肠、降结肠、乙状结肠和直肠上段。回肠末端连于盲肠,盲肠的内下方有阑尾与其相连。盲肠、结肠表面的 3 条结肠带在盲肠内下部汇集在阑尾根部。

图 2-3-8B

腹主动脉为腹部的动脉主干,由上向下走行于腹后壁。腹主动脉于第 4 腰椎椎体下缘高度分为左、右髂总动脉。

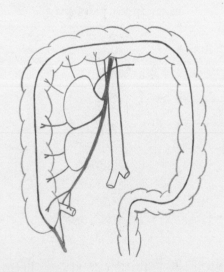

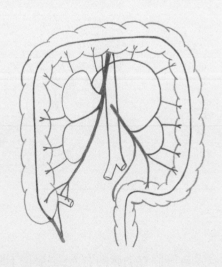

图 2-3-8C

肠系膜上动脉起自腹主动脉前壁,发出后向右下方走行并发分支。其中回肠末端、盲肠、阑尾主要由回结肠动脉供血;升结肠主要由右结肠动脉供血;横结肠主要由中结肠动脉供血。

图 2-3-8D

肠系膜下动脉起自腹主动脉前壁,发出后向左下方走行并发分支。其中降结肠主要由左结肠动脉供血;乙状结肠主要由乙状结肠动脉供血;直肠上段主要由直肠上动脉供血。

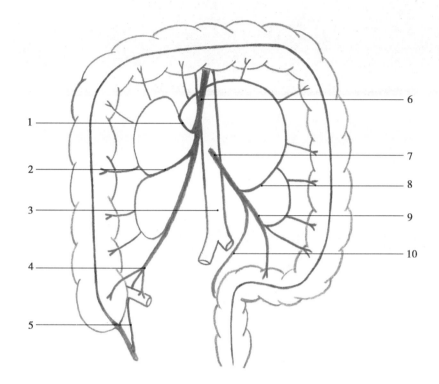

图 2-3-8　肠系膜动脉

1. 中结肠动脉
2. 右结肠动脉
3. 腹主动脉
4. 回结肠动脉
5. 阑尾动脉
6. 肠系膜上动脉
7. 肠系膜下动脉
8. 左结肠动脉
9. 乙状结肠动脉
10. 直肠上动脉

　　自回盲部至乙状结肠末端,靠近结肠系膜缘处,可见到完整的动脉弓,由肠系膜上动脉与肠系膜下动脉发出的各结肠动脉相互吻合形成,称为结肠缘动脉,又称边缘动脉。由结肠缘动脉发出直小动脉和短动脉与肠管呈垂直方向进入结肠肠壁。

第四章 上肢

图 2-4-1 腋腔（水平切面）

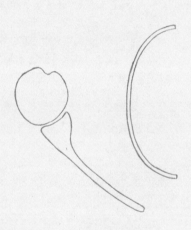

图 2-4-1A

肩胛骨参与构成腋腔的后壁，而肋骨和肱骨分别参与构成腋腔的内、外侧壁。

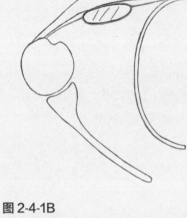

图 2-4-1B

腋腔的前壁主要由胸大肌、胸小肌以及锁胸筋膜构成。

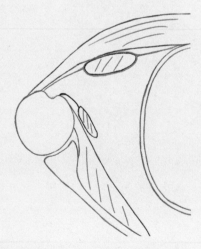

图 2-4-1C

肩胛下肌和背阔肌参与构成腋腔的后壁。

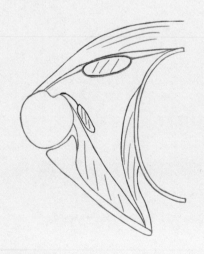

图 2-4-1D

前锯肌参与构成内侧壁。

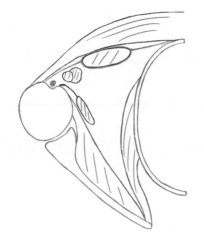

图 2-4-1E

肱二头肌长、短头和喙肱肌参与构成腋
腔的外侧壁。

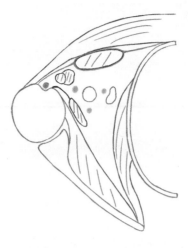

图 2-4-1F

腋腔内有腋动脉、腋静脉以及臂丛的内
侧束、外侧束、后束等。

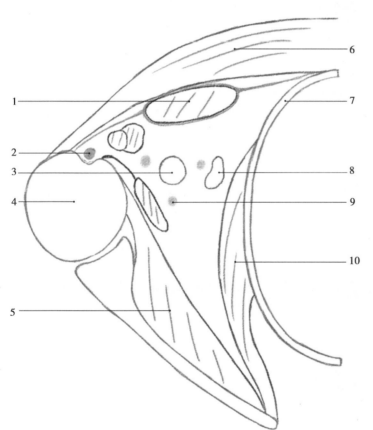

图 2-4-1 腋腔（水平切面）

1. 胸小肌
2. 肱二头肌长头肌腱
3. 腋动脉
4. 肱骨
5. 肩胛下肌
6. 胸大肌
7. 肋骨
8. 腋静脉
9. 臂丛后束
10. 前锯肌

　　腋腔呈四棱锥体形，其周围由四个壁构成。前壁为胸大肌、胸小肌、锁骨下肌和锁胸筋膜；后壁为肩胛下肌、大圆肌、背阔肌和肩胛骨；内侧壁为前锯肌、上位 4 个肋骨肌肋间组织；外侧壁为肱骨结节间沟、肱二头肌长、短头和喙肱肌。腋腔是分布到上肢的血管和神经的通道，主要结构有腋动脉、腋静脉、臂丛及其分支等。

图 2-4-2 锁胸筋膜

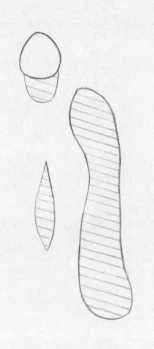

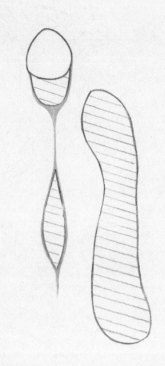

图 2-4-2A

经锁骨中段矢状切面,锁骨下肌位于锁骨下面。胸小肌位于锁骨与锁骨下肌的下方。胸大肌体积较大,位于锁骨下肌和胸小肌的前方。

图 2-4-2B

锁胸筋膜是位于锁骨下肌和胸小肌之间的胸部深筋膜深层。胸大肌、胸小肌。锁骨下肌和锁胸筋膜共同构成腋腔的前壁。

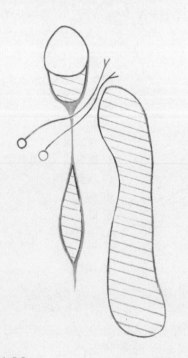

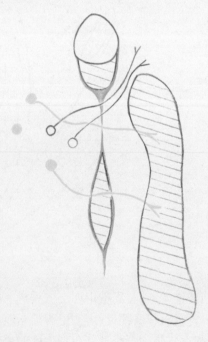

图 2-4-2C

腋动脉于腋腔内发出胸肩峰动脉,与其伴行的胸肩峰静脉向深层注入腋静脉。胸肩峰动脉和胸肩峰静脉共同穿过锁胸筋膜。

图 2-4-2D

由臂丛外侧束发出的胸外侧神经穿过锁胸筋膜支配胸大肌;由臂丛内侧束发出的胸内侧神经穿过胸小肌并支配该肌,终支支配胸大肌。

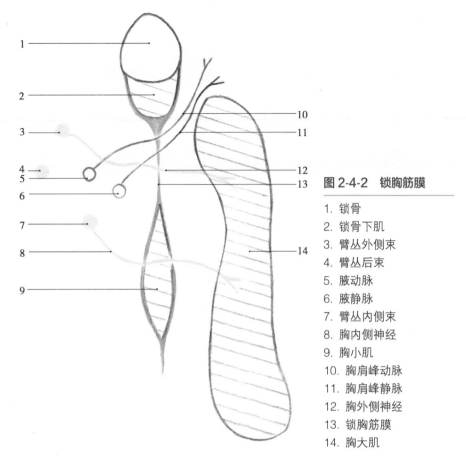

图 2-4-2　锁胸筋膜

1. 锁骨
2. 锁骨下肌
3. 臂丛外侧束
4. 臂丛后束
5. 腋动脉
6. 腋静脉
7. 臂丛内侧束
8. 胸内侧神经
9. 胸小肌
10. 胸肩峰动脉
11. 胸肩峰静脉
12. 胸外侧神经
13. 锁胸筋膜
14. 胸大肌

　　腋区是指肩关节下方,臂上部与胸前外侧壁之间的区域,该区域呈穹窿状的皮肤凹陷称为腋窝。腋窝深部呈四棱锥体形的腔隙称为腋腔,是分布到上肢的血管和神经的通道。腋腔由顶、底和四个壁构成,其中前壁主要由胸大肌、胸小肌、锁骨下肌和锁胸筋膜构成。

图 2-4-3　腋动脉

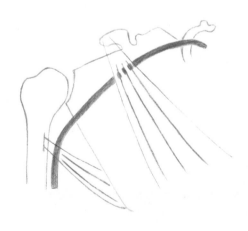

图 2-4-3A

肩胛骨前面观,关节盂与肱骨头构成肩关节。胸小肌上端附着于喙突,大圆肌的外侧端附着于肱骨大结节。腋动脉自第 1 肋至大圆肌下缘,分为三段。

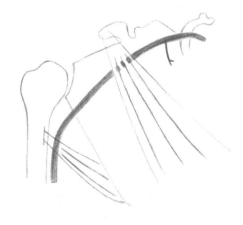

图 2-4-3B

腋动脉的第 1 段位于第 1 肋外缘与胸小肌上缘之间,发出胸上动脉。

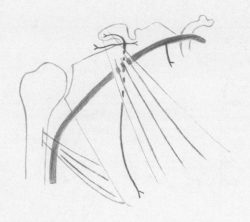

图 2-4-3C

腋动脉的第 2 段位于胸小肌的深面,发出胸肩峰动脉和胸外侧动脉。

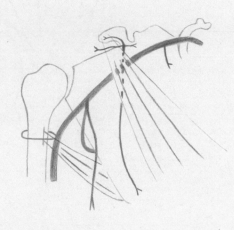

图 2-4-3D

腋动脉第 3 段位于胸小肌下缘与大圆肌下缘之间,发出肩胛下动脉、旋肱前动脉和旋肱后动脉。肩胛下动脉分为旋肩胛动脉和胸背动脉。

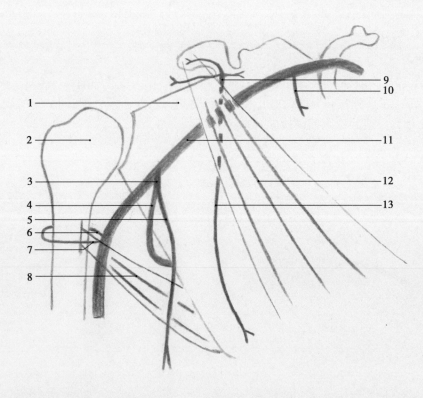

图 2-4-3 腋动脉

1. 肩胛骨
2. 肱骨
3. 肩胛下动脉
4. 旋肩胛动脉
5. 胸背动脉
6. 旋肱后动脉
7. 旋肱前动脉
8. 大圆肌
9. 胸肩峰动脉
10. 胸上动脉
11. 腋动脉
12. 胸小肌
13. 胸外侧动脉

　　腋动脉为腋腔内的动脉主干,在第 1 肋外缘处续于锁骨下动脉,其末端于大圆肌下缘处延续为肱动脉。腋动脉的体表投影:当上肢与躯干成直角,并使手的掌面向上时,自锁骨中点至肱二头肌和喙肱肌的内侧沟划一直线,即示腋动脉的经过。

图 2-4-4　腋腔淋巴结

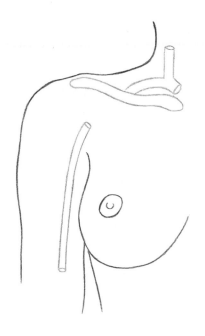

图 2-4-4A

腋静脉向上走行移行为锁骨下静脉,与颈内静脉汇合为头臂静脉。

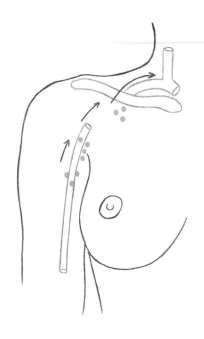

图 2-4-4B

沿腋静脉分布淋巴结有:外侧淋巴结、中央淋巴结和尖淋巴结。

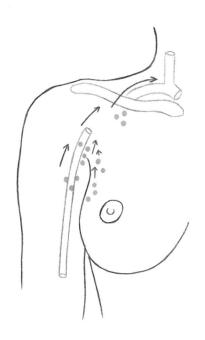

图 2-4-4C

腋腔内侧壁,前群有胸肌淋巴结,后群有肩胛下淋巴结。

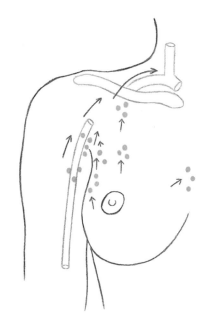

图 2-4-4D

乳房的淋巴主要回流至胸肌淋巴结、胸肌间淋巴结和胸骨旁淋巴结。另外,向上也可流入尖淋巴结。

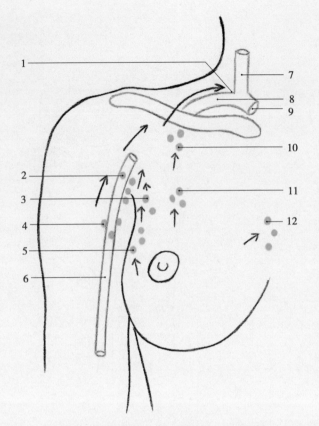

图 2-4-4　腋腔淋巴结

1. 静脉角
2. 中央淋巴结
3. 肩胛下淋巴结
4. 外侧淋巴结
5. 胸肌淋巴结
6. 腋静脉
7. 颈内静脉
8. 锁骨下静脉
9. 头臂静脉
10. 尖淋巴结
11. 胸肌间淋巴结
12. 胸骨旁淋巴结

　　腋腔内有 20~30 个淋巴结,接受乳房、胸壁、脐以上腹壁和上肢等处汇入的淋巴管,分为五群:胸肌淋巴结(前群)、外侧淋巴结(外侧群)、肩胛下淋巴结(后群)、中央淋巴结(中央群)和尖淋巴结(尖群)。其中中央淋巴结是最大的一群,位于腋腔中央疏松结缔组织中,收纳前群、后群和外侧群淋巴结的输出管,中央群的输出管注入尖淋巴结。

图 2-4-5　三边孔、四边孔

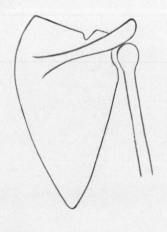

图 2-4-5A

肩胛骨背侧面上部有一横嵴,为肩胛冈,其上、下方的浅窝分别为冈上窝和冈下窝。肩胛冈向外侧的扁平延伸为肩峰。肩胛骨的关节盂和肱骨头构成肩关节。

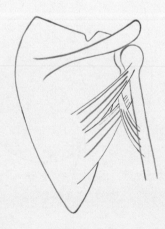

图 2-4-5B

小圆肌经肩关节后方止于肱骨大结节。大圆肌位于小圆肌的下方,止于肱骨小结节嵴。肱三头肌长头位于小圆肌的前面、大圆肌的后面。三者与肱骨之间围成两个孔,位于内侧的为三边孔,位于外侧的为四边孔。

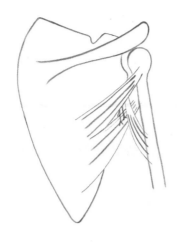

图 2-4-5C

三边孔的外侧界为肱三头肌长头,上界为小圆肌,下界为大圆肌。三边孔内有旋肩胛动、静脉通过。

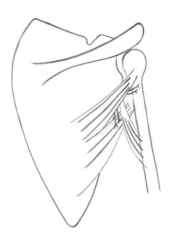

图 2-4-5D

四边孔的内侧界为肱三头肌长头,上界为小圆肌,下界为大圆肌,外侧界为肱骨外科颈。四边孔内有腋神经和旋肱后动、静脉通过。

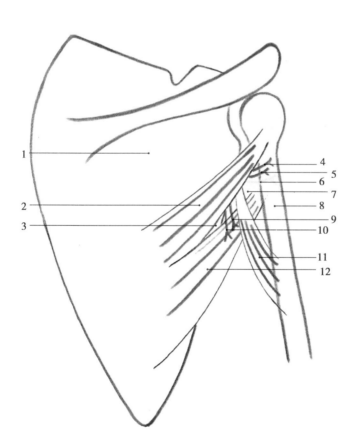

图 2-4-5 三边孔、四边孔

1. 肩胛骨
2. 小圆肌
3. 三边孔
4. 旋肱后静脉
5. 旋肱后动脉
6. 腋神经
7. 四边孔
8. 肱骨
9. 旋肩胛静脉
10. 旋肩胛动脉
11. 肱三头肌长头
12. 大圆肌

　　腋腔的后壁由肩胛下肌、大圆肌、背阔肌和肩胛骨构成。腋腔借其后壁上的三边孔与肩胛区相通;借四边孔与三角区相通。腋神经由腋腔穿经四边孔,绕肱骨外科颈的后面分布于三角肌、小圆肌和臂外侧上部皮肤,肱骨外科颈骨折、肩关节脱位或使用腋杖不当时,可导致腋神经损伤,表现为三角肌瘫痪,肩关节不能外展,臂外侧上部皮肤感觉丧失,致使三角肌萎缩形成"方形肩"。

图 2-4-6 肩袖

解剖学

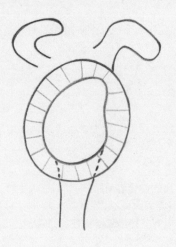

图 2-4-6A

肩胛骨外侧面观,可见肩胛骨外侧角处呈卵圆形凹陷的关节盂。肩关节关节囊的肩胛骨端附着于关节盂缘。

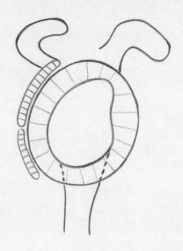

图 2-4-6B

冈下肌位于冈下窝(肩胛冈下方),小圆肌位于冈下肌的下方,两者均由内向外走行,越过肩关节的后方。

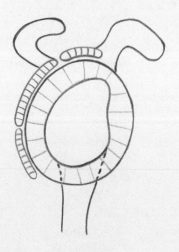

图 2-4-6C

冈上肌位于冈上窝(肩胛冈上方),由内向外走行,越过肩关节的上方。

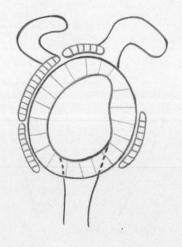

图 2-4-6D

肩胛下肌位于肩胛下窝(肩胛骨前面),由内向外走行,越过肩关节的前方。

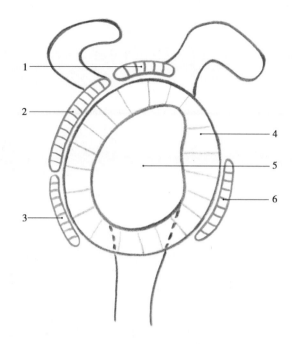

图 2-4-6　肩袖

1. 冈上肌
2. 冈下肌
3. 小圆肌
4. 肩关节囊
5. 关节盂
6. 肩胛下肌

　　冈上肌、冈下肌、小圆肌和肩胛下肌四条肌腱连成腱板,称为肌腱袖,又称肩袖,围绕在肩关节的上方、后方和前方,并与肩关节囊的纤维编织在一起,对肩关节起稳定作用。

图 2-4-7　肘窝

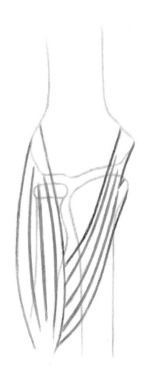

图 2-4-7A

肱骨的下端与桡骨、尺骨的上端构成肘关节。肘窝上界为肱骨内上髁与肱骨外上髁连线;下外侧界为肱桡肌;下内侧界为旋前圆肌。

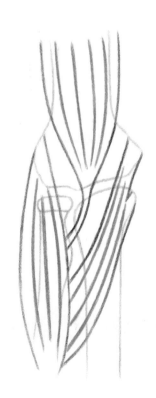

图 2-4-7B

肱二头肌肌腹于肱骨下端附近移行为肌腱,肌腱向下经过肘窝中央,止于桡骨粗隆。

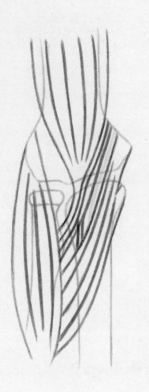

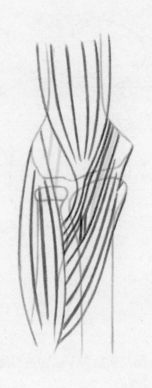

图 2-4-7C

肱二头肌肌腱的内侧有肱动脉及其分支、肱静脉及其属支、正中神经。

图 2-4-7D

肱二头肌肌腱的外侧有桡神经和前臂外侧皮神经。

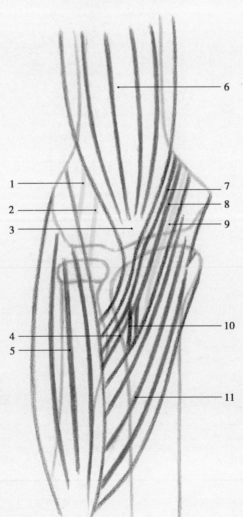

图 2-4-7 肘窝

1. 桡神经
2. 前臂外侧皮神经
3. 肱二头肌肌腱
4. 桡动、静脉
5. 肱桡肌
6. 肱二头肌
7. 肱静脉
8. 肱动脉
9. 正中神经
10. 尺动、静脉
11. 旋前圆肌

肘窝是肘前区略呈倒三角形的浅窝,窝顶为肘前区深筋膜及肱二头肌腱膜,窝底为肱肌与旋后肌。肘窝内肱二头肌肌腱位于中央处,其内侧为肱动脉及其伴行静脉,最内侧为正中神经;桡神经位于肘窝外侧的肱桡肌与肱肌之间,而前臂外侧皮神经从肱肌与肱二头肌肌腱之间穿出。肱动脉向下分为桡动脉和尺动脉,在肱动脉分叉处有肘深淋巴结。

图2-4-8　腕管

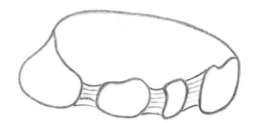

图2-4-8A

腕部水平切面,各腕骨之间借韧带连结成一整体,其腹侧面为凹窝状的腕骨沟。在腕前区,深筋膜的浅层为腕掌侧韧带。

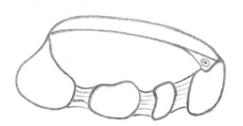

图2-4-8B

深层为屈肌支持带,其桡侧端分两层附着于舟骨结节和大多角骨结节,并围成腕桡侧管,内有桡侧腕屈肌腱及其腱鞘。

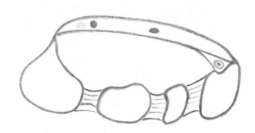

图2-4-8C

屈肌支持带的尺侧部与其浅面的腕掌侧韧带共同构成腕尺侧管,内有尺神经,尺动脉和尺静脉。

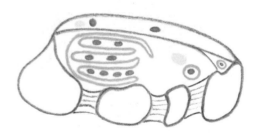

图2-4-8D

屈肌支持带与腕骨沟之间为腕管,内有正中神经,指浅屈肌腱、指深屈肌腱及其腱鞘,拇长屈肌腱及其腱鞘。

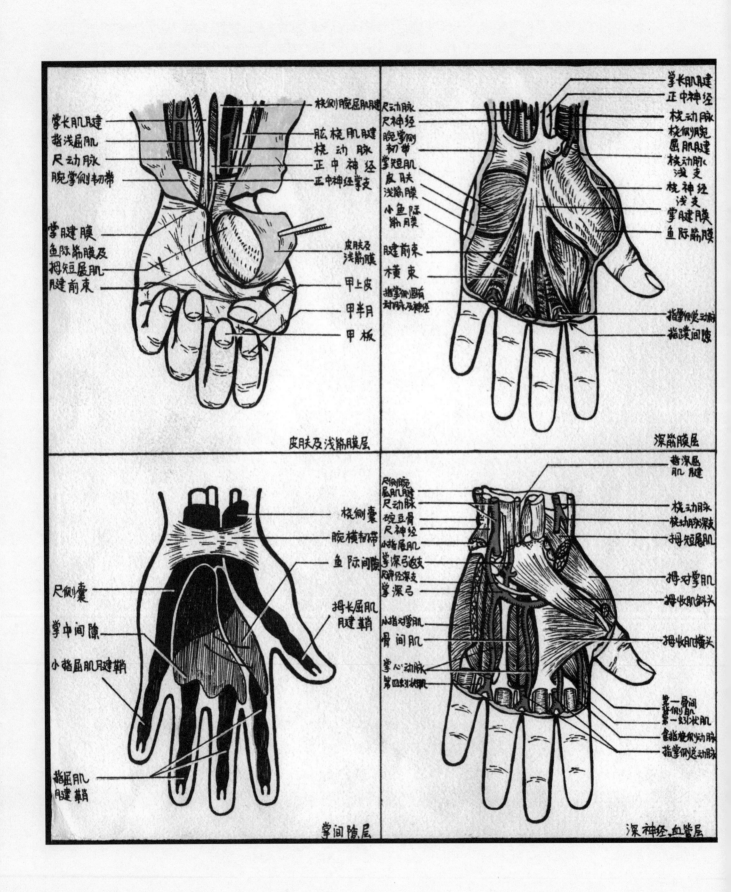

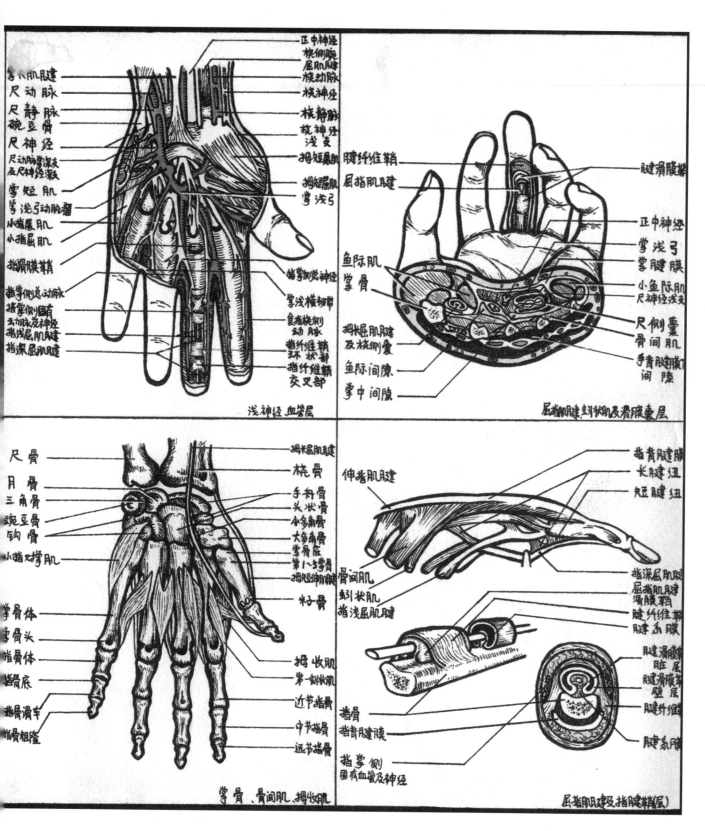

浅神经 血管层

屈指肌腱 蚓状肌及滑膜囊层

掌骨、骨间肌、拇收肌

屈指肌腱及指腱鞘(层)

《手的层次》

重庆医科大学　李一诺

中国解剖学会 2019 年第二届全国

医学生解剖绘图大赛　一等奖作品

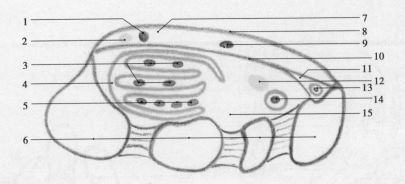

图 2-4-8　腕管

1. 尺动脉　　　2. 尺神经　　　3. 指浅屈肌腱　　　4. 屈肌总腱鞘　　　5. 指深屈肌腱
6. 腕骨　　　7. 腕尺侧管　　　8. 腕掌侧韧带　　　9. 掌长肌腱　　　10. 屈肌支持带
11. 腕桡侧管　　12. 正中神经　　13. 桡侧腕屈肌肌腱　　14. 拇长屈肌肌腱及腱鞘　　15. 腕管

　　正中神经通过腕管易被卡压受损,称为腕管综合征。由于腕管的壁结构坚硬,管腔狭窄,腕管内的组织肿胀使正中神经受压,出现拇短展肌、拇短屈肌和拇对掌肌瘫痪及神经性萎缩,呈现鱼际平坦、拇指对掌功能障碍、外展无力并处于内收位。此外桡侧两条蚓状肌瘫痪和桡侧三个半指掌侧面及背侧面中、远节的皮肤感觉障碍。

图 2-4-9　腕后区骨纤维性管道

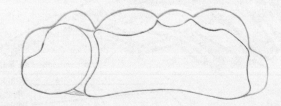

图 2-4-9A

腕后区深筋膜增厚形成伸肌支持带,并向深面发出 5 条纤维隔,附着于桡骨和尺骨背面,形成 6 个骨纤维性管道,容纳臂肌后群肌腱及其腱鞘。

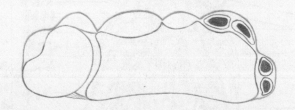

图 2-4-9B

第 1 骨纤维性管道容纳拇长展肌腱和拇短伸肌腱及其腱鞘;第 2 骨纤维性管道容纳桡侧腕长、短伸肌腱及其腱鞘。

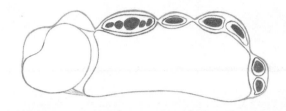

图 2-4-9C

第 3 骨纤维性管道容纳拇长伸肌腱及其腱鞘;第 4 骨纤维性管道容纳指伸肌腱和示指伸肌腱及其腱鞘。

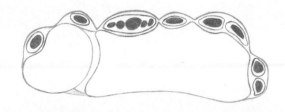

图 2-4-9D

第 5 骨纤维性管道容纳小指伸肌腱及其腱鞘;第 6 骨纤维性管道容纳尺侧腕伸肌腱及其腱鞘。

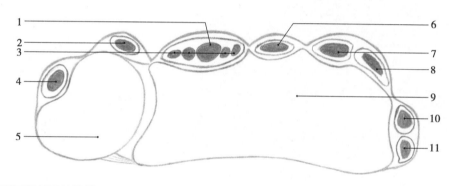

图 2-4-9　腕后区骨纤维性管道

1. 示指伸肌肌腱及其腱鞘	2. 小指伸肌肌腱及其腱鞘	3. 指伸肌肌腱及其腱鞘	4. 尺侧腕伸肌腱及其腱鞘
5. 尺骨	6. 拇长伸肌腱及其腱鞘	7. 桡侧腕短伸肌腱及其腱鞘	8. 桡侧腕长伸肌腱及其腱鞘
9. 桡骨	10. 拇短伸肌腱及其腱鞘	11. 拇长展肌肌腱及其腱鞘	

　　腕背区伸肌支持带深面向桡、尺骨远侧端背面的隆起发出数个纵隔,伸入到各肌腱之间,与骨膜共同构成 6 个骨性纤维管,各伸肌肌腱分别通过其相应的管,每个管内均衬以腱滑膜鞘,称为腕伸肌肌腱滑膜鞘。这些腱鞘中,尺侧腕伸肌腱鞘位于尺骨头后面的沟内,小指伸肌腱鞘位于桡尺远侧关节的后面,其余各腱鞘均位于桡骨远侧端的背面。各腱鞘的长度均超过伸肌支持带的近、远侧缘。

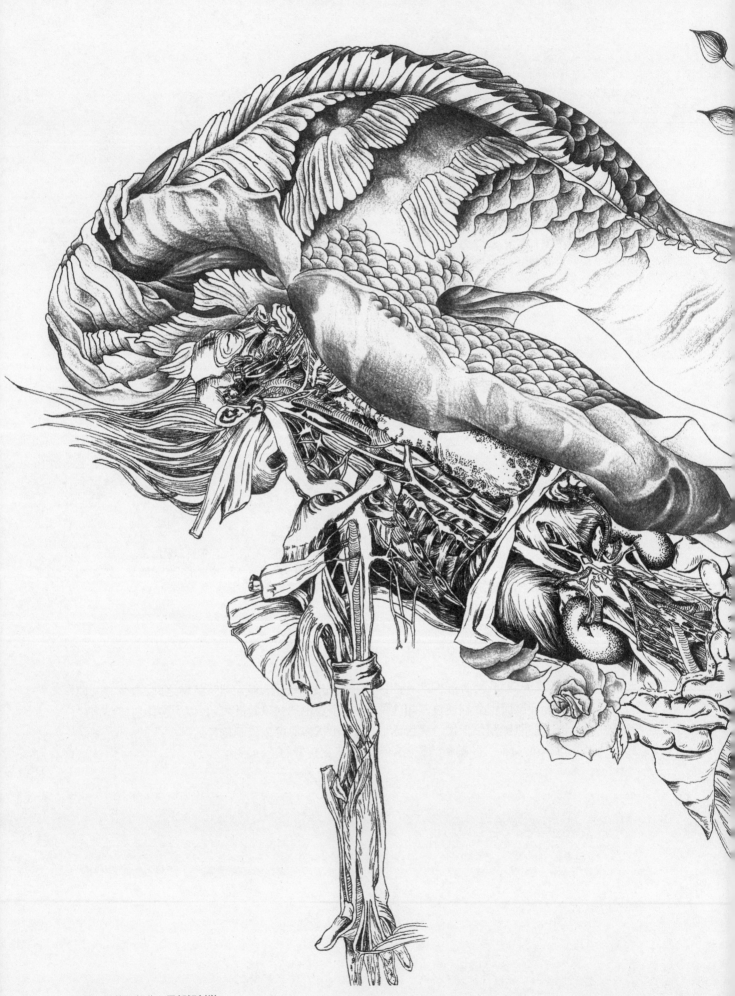

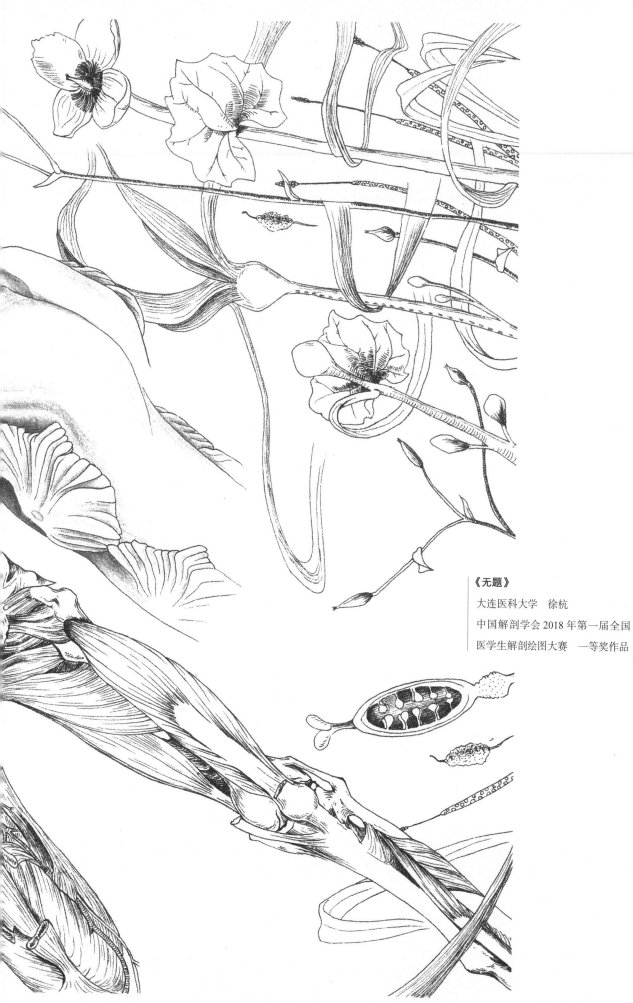

《无题》

大连医科大学　徐杭

中国解剖学会 2018 年第一届全国

医学生解剖绘图大赛　一等奖作品

图 2-4-10　手掌的皮神经分布区

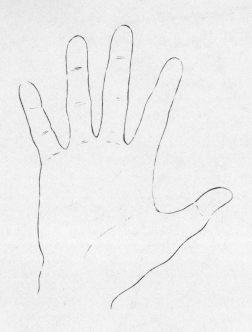

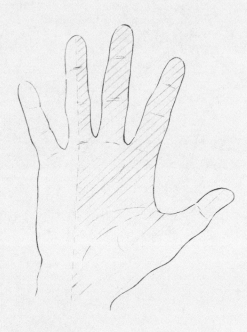

图 2-4-10A

手掌侧面,由近侧向远侧分为腕前区、手掌和手指掌侧三个区域。手掌分为外侧的鱼际,内侧的小鱼际和中间的掌心三个部分。手指包括拇指、示指、中指、环指和小指,除了拇指为近、远两节外,其余四指均为近、中、远三节。

图 2-4-10B

手部掌侧面皮肤大部分为正中神经的皮支分布,具体控制范围是:沿环指的中线向手掌作一条垂直线,该垂直线的桡侧部的皮肤均为正中神经的皮支控制。

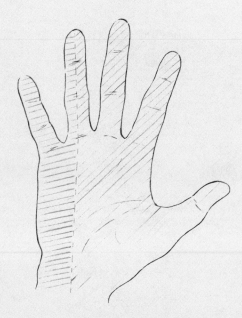

图 2-4-10C

沿环指中线所作垂直线的尺侧部皮肤均为尺神经的皮支控制。

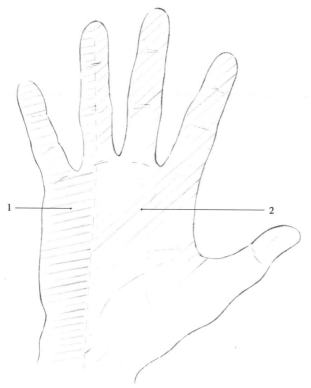

图 2-4-10 手掌的皮神经分布区

1. 尺神经
2. 正中神经

　　沿前臂前区走行的神经包括尺神经、正中神经和桡神经浅支。桡神经浅支走行至前臂远侧部时转至前臂后区，下行至手背。故手部掌侧面皮肤为尺神经皮支(尺侧半)和正中神经皮支(桡侧半)分布。临床上，通过测试手掌皮肤感觉障碍的区域可帮助判断损伤的神经。

图 2-4-11 手背的皮神经分布区

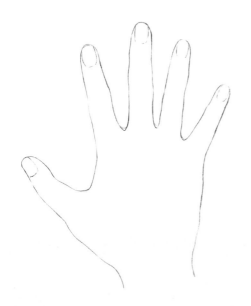

图 2-4-11A

手背侧面，由近侧向远侧分为腕后区、手背和手指背侧三个区域。

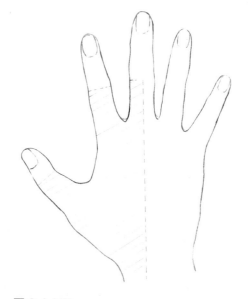

图 2-4-11B

桡神经分布于手背桡侧半皮肤和桡侧两个半近节指背皮肤。

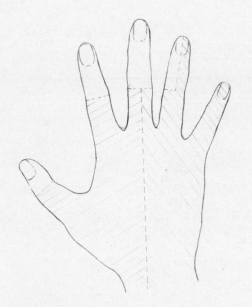

图 2-4-11C

尺神经分布于手背尺侧半皮肤,尺侧两个半近节指背皮肤,尺侧一个半中、远节指背皮肤。

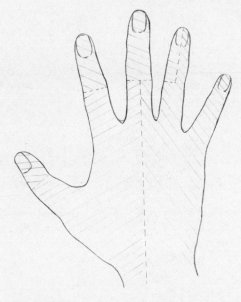

图 2-4-11D

正中神经分布于桡侧三个半中、远节指背皮肤(拇指仅有远节指骨)。

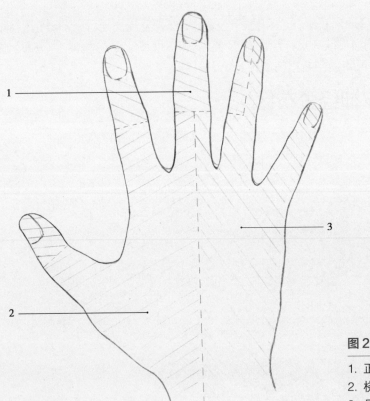

图 2-4-11 手背的皮神经分布区

1. 正中神经
2. 桡神经
3. 尺神经

桡神经浅支和尺神经手背支均由前臂前区转至后区,故手背桡侧半皮肤为桡神经分布区,手背尺侧半皮肤为尺神经分布区,具体范围还包括相应的近节指背皮肤。在手的掌侧面,正中神经和尺神经发出的指掌侧固有神经分别沿各手指侧缘向远侧走行,其末段均转至指背,故各指的中、远节(拇指仅有远节)指背皮肤神经分布与掌侧面一致。

图 2-4-12　手掌横断面

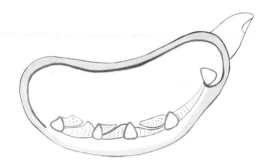

图 2-4-12A

手掌横断面,掌骨间有骨间肌。手部浅层为皮肤层、浅筋膜层、深筋膜层。手掌深筋膜分别覆盖于鱼际、小鱼际及掌心,分别称为鱼际筋膜、小鱼际筋膜和掌腱膜。

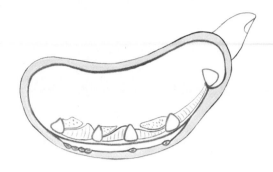

图 2-4-12B

手背的深筋膜称为手背筋膜,分为浅层、深层。浅层与指伸肌腱结合,形成手背腱膜;深层覆盖在第 2~5 掌骨及第 2~4 骨间背侧肌的表面,称为骨间背侧筋膜。

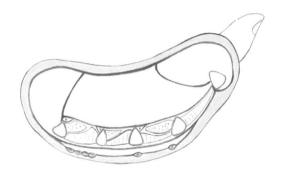

图 2-4-12C

掌腱膜外侧缘向深面发出掌外侧肌间隔,附着于第一掌骨,内侧缘向深面发出掌内侧肌间隔,附着于第 5 掌骨;从而手掌形成外侧鞘、内侧鞘和中间鞘。

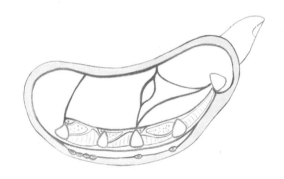

图 2-4-12D

中间鞘,掌腱膜桡侧缘发出掌中隔包绕示指屈肌腱和第 1 蚓状肌后附着于第三掌骨。拇收肌表面为拇收肌筋膜。

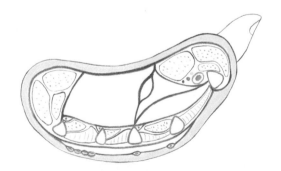

图 2-4-12E

外侧鞘内含有拇短展肌、拇短屈肌、拇对掌肌和拇长屈肌腱及其腱鞘以及分布于拇指的神经和血管;内侧鞘内含有小指展肌、小指短屈肌、小指对掌肌以及分布于小指的神经和血管。

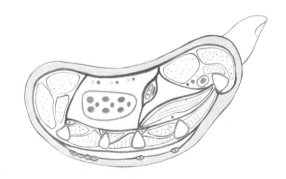

图 2-4-12F

中间鞘内含有指浅屈肌腱、指伸屈肌腱及屈肌总腱鞘、蚓状肌、掌浅弓及其分支,指掌侧总神经。手掌深部的筋膜间隙位于掌中间鞘内,并被中间隔分割为鱼际间隙和掌中间隙。

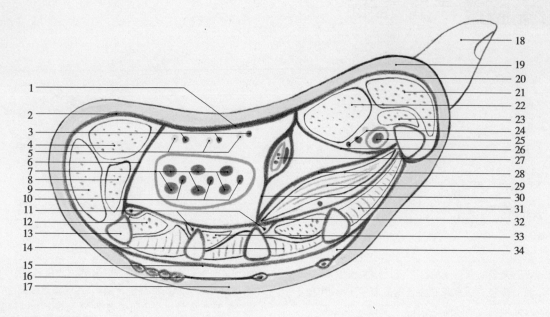

图 2-4-12 手掌横断面

1. 掌腱膜	2. 小鱼际筋膜	3. 掌浅弓及其分支
4. 小指短屈肌	5. 指掌侧总神经	6. 掌内侧肌间隔
7. 指浅、深屈肌腱及屈肌总腱鞘	8. 小指对掌肌	9. 小指展肌
10. 蚓状肌	11. 掌深弓及其分支	12. 第 3 骨间掌侧肌
13. 第 5 掌骨	14. 第 2~4 骨间背侧肌	15. 骨间背侧筋膜
16. 伸指肌腱和手背腱膜	17. 手背皮下间隙	18. 拇指
19. 浅筋膜	20. 鱼际筋膜	21. 拇短展肌
22. 拇短屈肌	23. 拇对掌肌	24. 拇主要动、静脉及指掌侧固有神经
25. 拇长屈肌腱及其腱鞘	26. 掌外侧肌间隔	27. 示指屈肌腱和第 1 蚓状肌
28. 拇收肌筋膜	29. 拇收肌	30. 掌中隔
31. 第 1 骨间背侧肌	32. 骨间掌侧筋膜	33. 第 1~2 骨间掌侧肌
34. 手背腱膜下间隙		

　　手掌深部的筋膜间隙位于掌中间鞘内,掌中隔将其分为外侧的鱼际间隙和内侧的掌中间隙。掌中间隙内侧界为内侧肌间隔,外侧界为掌中隔,前界为第 3~5 指屈肌腱和第 2~4 蚓状肌,后界为骨间掌侧筋膜。掌中间隙的近侧端位于屈肌总腱鞘的深面,经腕管与前臂屈肌后间隙相通;远侧端经第 2、3、4 蚓状肌管达第 2~4 指蹼间隙,并经此处通指背。手掌的刺伤、第 3~5 指腱鞘炎、屈肌总腱鞘感染破溃和第 3~5 掌骨骨髓炎等均可引起掌中间隙感染。鱼际间隙前内侧界为掌中隔,外侧界为外侧肌间隔,后界为拇收肌筋膜。鱼际间隙的近侧端是盲端;远侧端经第 1 蚓状肌管通示指指背。手掌的刺伤、示指腱鞘炎和第 1~3 掌骨骨髓炎,可向鱼际间隙蔓延。

图 2-5-1 肌腔隙、血管腔隙

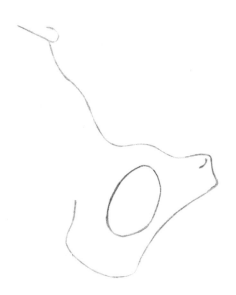

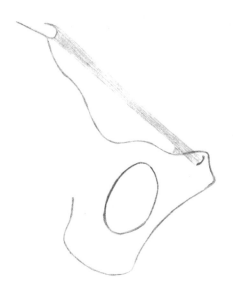

图 2-5-1A

髋骨前面观,髂嵴的前端向前下方突出为髂前上棘,髂骨前缘向内下方延续,至耻骨交界处出现隆起,为髂耻隆起。耻骨由耻骨上支、耻骨下支及耻骨体组成,与坐骨之间围成闭孔。耻骨上支上缘为耻骨梳,其前端形成结节状的耻骨结节。

图 2-5-1B

腹股沟韧带由腹外斜肌腱膜的下缘增厚卷曲形成,紧张于髂前上棘和耻骨结节之间。腹股沟韧带在近耻骨结节处逐渐变宽,并趋向水平位,内侧端止于耻骨结节,并有部分纤维转向后外止于耻骨梳,形成腔隙韧带。

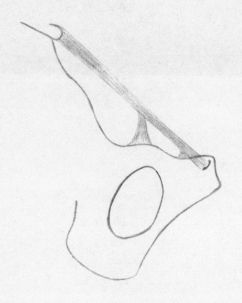

图 2-5-1C

在腹股沟韧带与髋骨之间有一间隙,腹部借此与股前区相交通。由髂筋膜增厚形成的髂耻弓,自腹股沟韧带中份向后连至髂耻隆起。髂耻弓将腹股沟深面的间隙分成外侧的肌腔隙和内侧的血管腔隙。

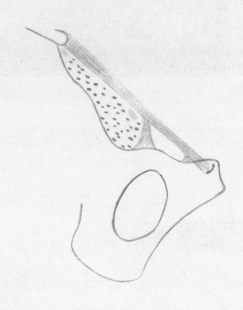

图 2-5-1D

肌腔隙的前界为腹股沟韧带,后外侧界为髂骨,内侧界为髂耻弓。肌腔隙内有髂腰肌、股神经和股外侧皮神经。

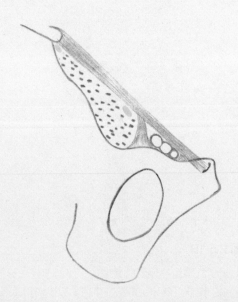

图 2-5-1E

血管腔隙的前界为腹股沟韧带,后界为耻骨梳韧带(为腔隙韧带向外侧的延续并附着于耻骨梳),外侧界为髂耻弓,内侧界为腔隙韧带。血管腔隙内有股鞘(为腹横筋膜和髂筋膜向下延伸包裹股血管形成的筋膜鞘)。

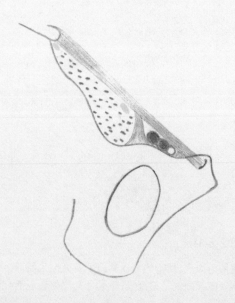

图 2-5-1F

股鞘内腔被两个筋膜隔分隔成 3 个腔,外侧腔容纳股动脉,中间腔容纳股静脉,内侧腔称股管,内有脂肪组织和腹股沟深淋巴结。

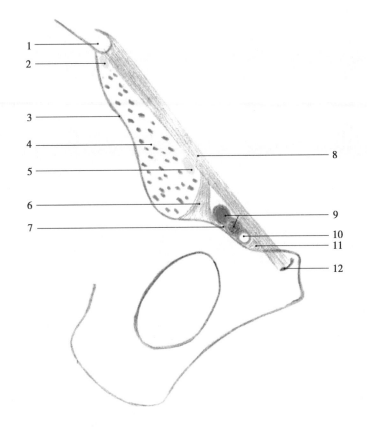

图 2-5-1 肌腔隙、血管腔隙

1. 髂前上棘
2. 股外侧皮神经
3. 髂骨
4. 髂腰肌
5. 股神经
6. 髂耻弓
7. 股鞘
8. 腹股沟韧带
9. 股动、静脉
10. 股管
11. 腔隙韧带
12. 耻骨结节

　　肌腔隙和血管腔隙位于腹股沟韧带与髋骨之间,来自腹部的肌肉、神经和血管经过此间隙走行至股前区。血管腔隙中,股鞘的内侧腔为股管,上口借股环与腹腔相通,如腹腔内容物经股环、股管突出隐静脉裂孔,则形成股疝。

图 2-5-2　股三角

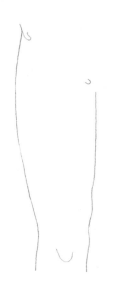

图 2-5-2A

大腿前内侧区前面观,重要的体表标记:外上方为髂前上棘;内上方为耻骨结节;膝部前方为髌骨。

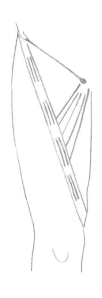

图 2-5-2B

股三角的境界:上界为腹股沟韧带;外侧界为缝匠肌的内侧缘;内侧界为长收肌的内侧缘。

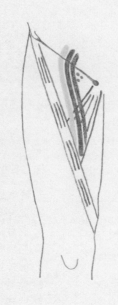

图 2-5-2C

股三角的内容:股神经及
其分支、股动脉及其分
支、股静脉及其属支,由
外侧向内侧依次排列为:
股神经、股动脉、股静脉。

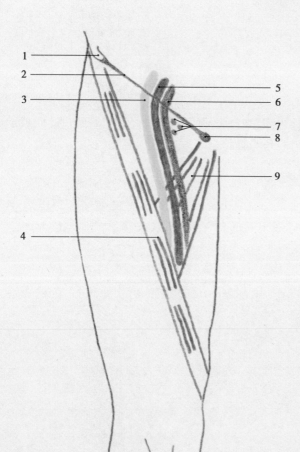

图 2-5-2 股三角

1. 髂前上棘
2. 腹股沟韧带
3. 股神经
4. 缝匠肌
5. 股动脉
6. 股静脉
7. 腹股沟深淋巴结
8. 耻骨结节
9. 长收肌

　　股三角是位于股前内侧区上 1/3 部,由肌肉、筋膜形成的一个三角形区域。来自腹、盆部的股神经、股
血管穿经肌腔隙和血管腔隙后进入到股三角内。股三角的尖位于缝匠肌与长收肌相交处,向下与收肌管
相通,股神经及股血管走行至股三角尖处时,继续向下进入收肌管。

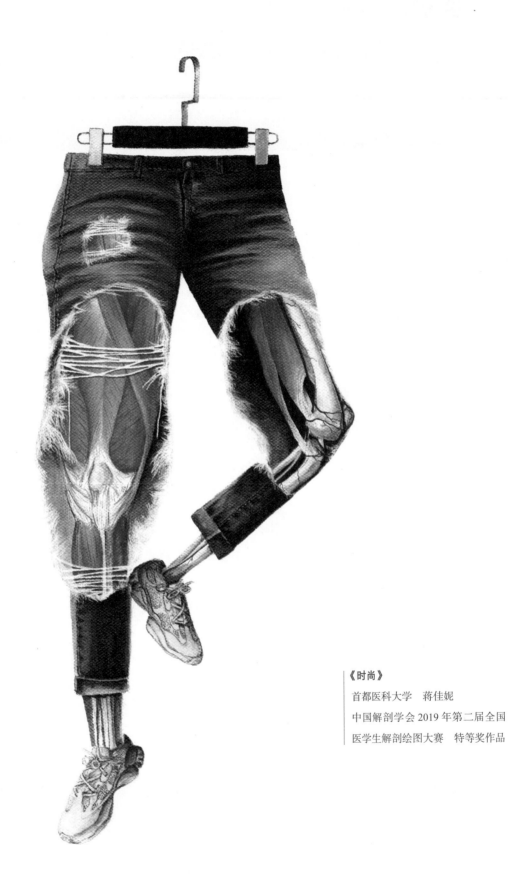

《时尚》

首都医科大学　蒋佳妮

中国解剖学会 2019 年第二届全国

医学生解剖绘图大赛　特等奖作品

图 2-5-3　梨状肌上孔、梨状肌下孔、坐骨小孔

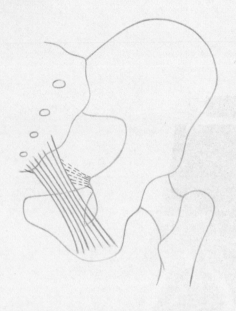

图 2-5-3A

骨盆后面观,骶骨与髂骨经骶髂关节相连结,髋臼与股骨头构成髋关节。坐骨后缘三角形突起为坐骨棘。坐骨棘上、下方分别为坐骨上、下切迹。骶结节韧带、骶棘韧带和坐骨大、小切迹之间围成坐骨大孔和坐骨小孔。

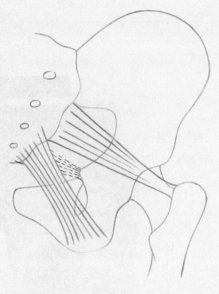

图 2-5-3B

梨状肌位于骨盆后壁,起自骶骨盆面骶前孔外侧的部分,肌束向外侧经坐骨大孔出骨盆,至臀部,末端止于大转子尖端。梨状肌将坐骨大孔分为梨状肌上孔和梨状肌下孔。

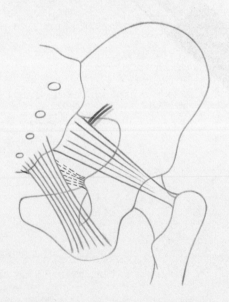

图 2-5-3C

臀上神经和臀上血管均来自盆腔,穿梨状肌上孔出盆,至臀部,其位置排列关系由外侧向内侧依次为:臀上神经、臀上动脉、臀上静脉。

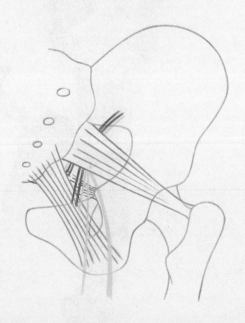

图 2-5-3D

穿梨状肌下孔出盆,至臀部的结构,由外侧向内侧依次为:坐骨神经、股后皮神经、臀下神经、臀下动脉、臀下静脉、阴部内动脉、阴部内静脉、阴部神经。

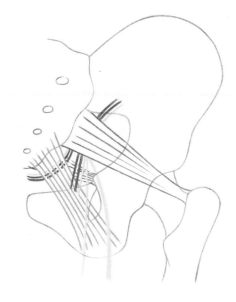

图 2-5-3E

阴部神经和阴部内血管至臀部后，继续穿坐骨小孔（骶结节韧带、骶棘韧带和坐骨小切迹之间）进入会阴，其位置排列关系由外侧向内侧依次为：阴部内动脉、阴部内静脉、阴部神经。

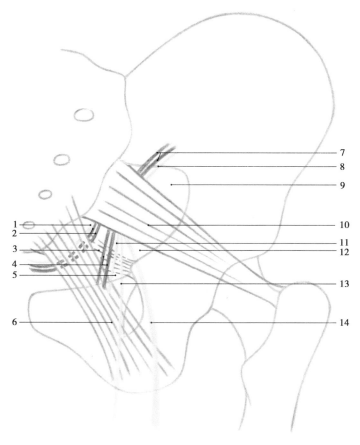

图 2-5-3　梨状肌上孔、梨状肌下孔、坐骨小孔

1. 阴部神经
2. 阴部内动、静脉
3. 骶棘韧带
4. 臀下动、静脉
5. 坐骨小孔
6. 骶结节韧带
7. 臀上动、静脉
8. 臀上神经
9. 梨状肌上孔（坐骨大孔）
10. 梨状肌
11. 臀下神经
12. 梨状肌下孔（坐骨大孔）
13. 股后皮神经
14. 坐骨神经

　　梨状肌将坐骨大孔分为梨状肌上孔和梨状肌下孔，梨状肌上、下孔是盆腔与臀部的重要交通，分布于臀部的神经、血管均自盆腔穿经此二孔到达臀部。坐骨小孔是臀部与会阴的重要交通，阴部神经和阴部内血管均自臀部穿经此孔到达会阴。

图 2-5-4　腘窝

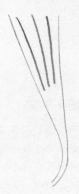
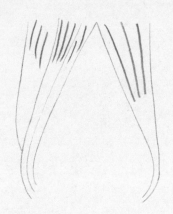

图 2-5-4A

股二头肌位于大腿后区外侧部,肌束向外下方走行并移行为肌腱,构成腘窝的上外壁。

图 2-5-4B

半腱肌和半膜肌位于大腿后区内侧部,半腱肌肌腱较长且位于半膜肌浅面。半腱肌与半膜肌均向内下方走行,构成腘窝的上内壁。

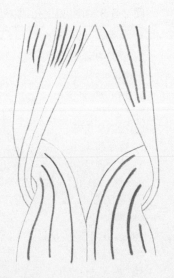
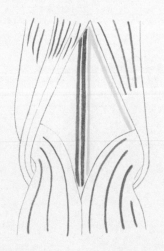

图 2-5-4C

腓肠肌位于小腿后区,有内侧头和外侧头。内、外侧头起始的肌束向下走行相互融合为一个肌束。腓肠肌的外侧头构成腘窝的下外壁,内侧头构成下内壁。

图 2-5-4D

在腘窝内,沿正中线上由浅入深为胫神经、腘静脉、腘动脉;沿腘窝上外侧壁界走行的是腓总神经。

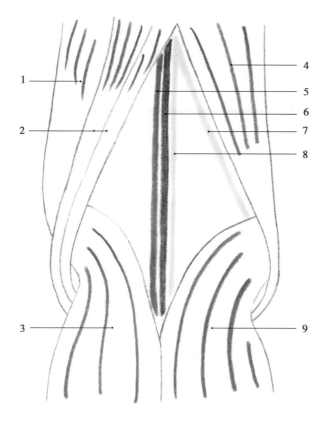

图 2-5-4 腘窝

1. 半膜肌
2. 半腱肌
3. 腓肠肌内侧头
4. 股二头肌
5. 腘动脉
6. 腘静脉
7. 腓总神经
8. 胫神经
9. 腓肠肌外侧头

腘窝是膝关节后方呈菱形的间隙,是大腿与小腿之间的重要交通。坐骨神经常在腘窝上角处分为胫神经和腓总神经,胫神经沿腘窝正中线垂直下行至小腿后区,腓总神经沿腘窝上外壁界下行至小腿前外侧区。股血管于大腿前内侧区的收肌管内走行,穿经收肌腱裂孔后至腘窝,并移行为腘血管,继续下行至小腿。

图 2-5-5 踝管

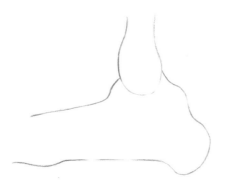

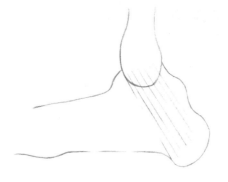

图 2-5-5A

右侧踝部内侧面观,胫骨下端内侧面向下发出的短突,称为内踝,外侧面为内踝关节面,与距骨相关节,参与构成踝关节。距骨后下方为跟骨,其后端突出为跟骨结节。

图 2-5-5B

踝部后内侧面的深筋膜附着于内踝与跟骨结节之间,并增厚形成屈肌支持带。屈肌支持带与跟骨内侧面之间构成踝管。

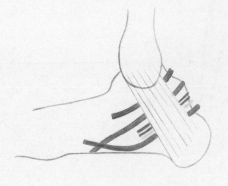

图 2-5-5C

踝管内有胫骨后肌腱、趾长屈肌腱、胫后血管、胫神经、踇长屈肌腱通过。

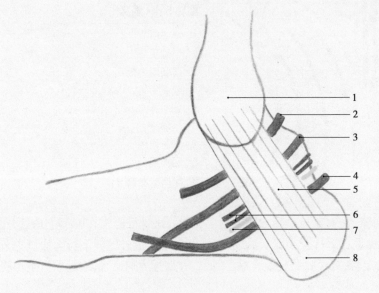

图 2-5-5　踝管

1. 内踝
2. 胫骨后肌肌腱
3. 趾长屈肌肌腱
4. 踇长屈肌腱
5. 屈肌支持带
6. 胫后血管
7. 胫神经
8. 跟骨结节

踝管位于踝部内侧，是由屈肌支持带与跟骨内侧面围成的间隙，为小腿后区与足底之间重要的交通。屈肌支持带向深部发出 3 个纤维隔，将踝管分隔成 4 个骨纤维性管，来自小腿后区的肌腱、血管和神经经过相应的管道，到达足底。

图 2-5-6　大腿横断面

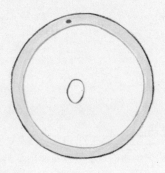

图 2-5-6A

大腿中段横断面，中央为股骨。浅层由浅入深依次为皮肤层、浅筋膜层和深筋膜层。其中浅筋膜层内可见大隐静脉。

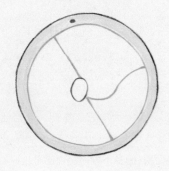

图 2-5-6B

大腿深筋膜又称阔筋膜，自股外侧、内侧和后方向深部发出三个肌间隔，并附着于股骨，分别形成股外侧肌间隔、股内侧肌间隔和股后肌间隔。

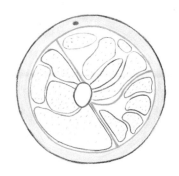

图 2-5-6C

阔筋膜与各肌间隔之间围成三个骨筋膜鞘:前骨筋膜鞘内含有大腿前群肌;后骨筋膜鞘内含有大腿后群肌;内侧骨筋膜鞘内含有大腿内侧群肌。

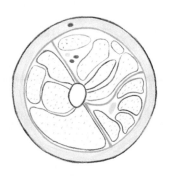

图 2-5-6D

前骨筋膜鞘内还含有股神经、股动脉和股静脉;后骨筋膜鞘内还含有坐骨神经。

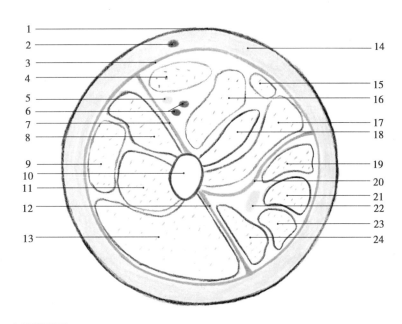

图 2-5-6 大腿横断面

1. 皮肤	2. 大隐静脉	3. 深筋膜	4. 缝匠肌	5. 股神经
6. 股动、静脉	7. 内侧肌间隔	8. 短收肌	9. 股薄肌	10. 股骨
11. 长收肌	12. 后肌间隔	13. 大收肌	14. 浅筋膜	15. 股直肌
16. 股内侧肌	17. 股外侧肌	18. 股中间肌	19. 股二头肌短头	20. 外肌间隔
21. 股二头肌长头	22. 坐骨神经	23. 半腱肌	24. 半膜肌	

　　大腿分为股前区、股后区和股内侧区,各区的肌群均被阔筋膜和相应的肌间隔形成的骨筋膜鞘所包裹。肌间隔将相邻肌群分隔,使得各肌群保持相对独立。同时,各骨筋膜鞘内有相应的神经发分支支配肌肉,有动脉发分支给肌肉供血。如前骨筋膜鞘内有股神经和股动脉,内侧骨筋膜鞘内有闭孔神经和闭孔动脉。而后骨筋膜鞘内仅有坐骨神经,无动脉主干,其供血主要依靠前骨筋膜鞘内的股深动脉发出的若干支穿动脉,穿行至后骨筋膜鞘内进行供血。

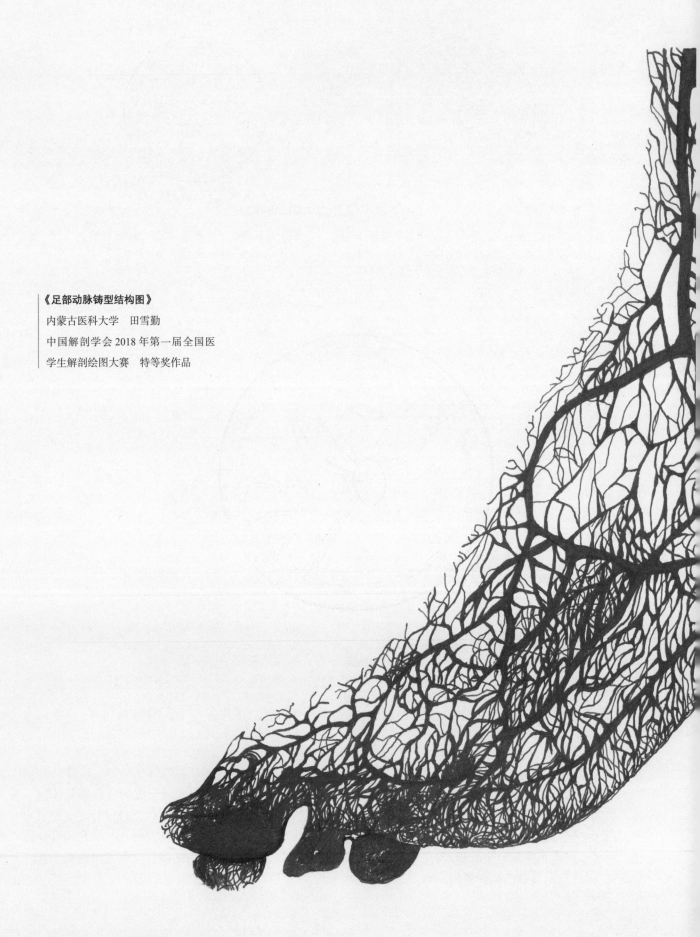

《足部动脉铸型结构图》
内蒙古医科大学　田雪勤
中国解剖学会 2018 年第一届全国医
学生解剖绘图大赛　特等奖作品

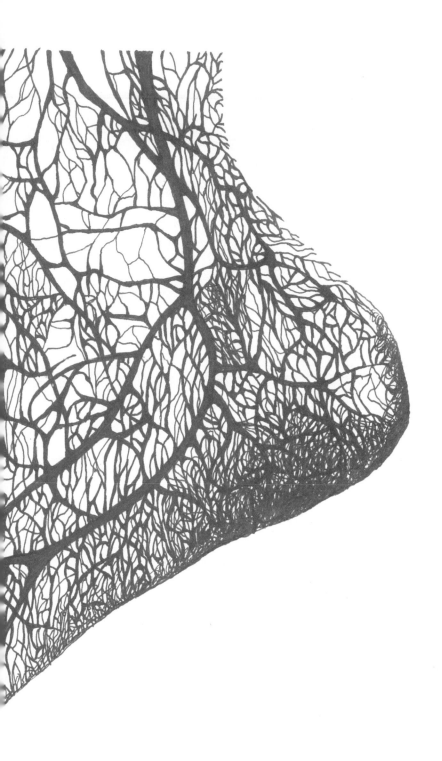

图 2-5-7 小腿横断面

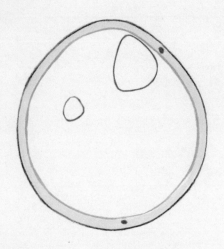

图 2-5-7A

小腿中段横切面,深部有粗大的胫骨和细小的腓骨。小腿浅层由浅入深为皮肤层、浅筋膜层和深筋膜层。其中在浅筋膜层的前内方和后方分别有大隐静脉和小隐静脉。

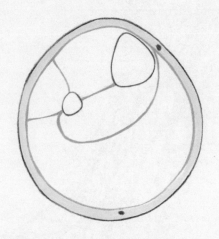

图 2-5-7B

胫骨与腓骨的骨间缘连有骨间膜。小腿深筋膜在腓侧发出前、后肌间隔,分别附着于腓骨前、后缘。胫骨内侧缘与腓骨后缘之间为小腿后筋膜隔。

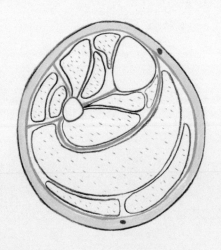

图 2-5-7C

胫、腓骨及其骨间膜与前、后肌间隔将小腿分成前、后、外侧三个骨筋膜鞘,分别容纳相应的小腿肌群。小腿后筋膜隔又将后骨筋膜鞘分为浅、深后骨筋膜鞘。

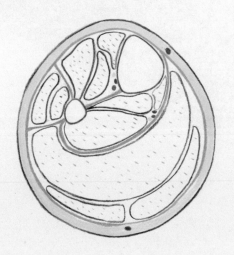

图 2-5-7D

前骨筋膜鞘内还有腓深神经和胫前血管;后骨筋膜鞘内还有胫神经和胫后血管。

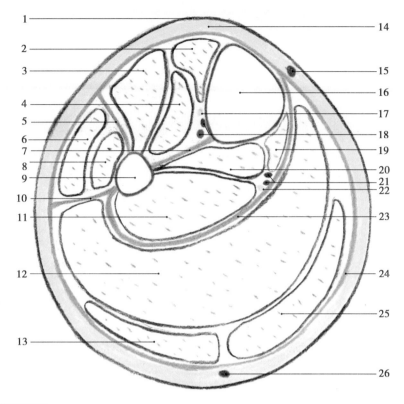

图 2-5-7　小腿横断面

1. 皮肤	2. 胫骨前肌	3. 趾长伸肌	4. 𧿹长伸肌	5. 前肌间隔
6. 腓骨长肌	7. 小腿骨间膜	8. 腓骨短肌	9. 腓骨	10. 后肌间隔
11. 𧿹长屈肌	12. 比目鱼肌	13. 腓肠肌外侧头	14. 浅筋膜	15. 大隐静脉
16. 胫骨	17. 腓深神经	18. 胫前动、静脉	19. 趾长屈肌	20. 胫骨后肌
21. 胫后动、静脉	22. 胫神经	23. 深筋膜深层	24. 深筋膜浅层	25. 腓肠肌内侧头
26 小隐静脉				

　　小腿分为前区、后区和外侧区,分别对应前、后和外侧骨筋膜鞘。前骨筋膜鞘内有胫骨前肌、𧿹长伸肌、趾长伸肌、腓深神经、胫前动脉和胫前静脉;外侧骨筋膜鞘内有浅层的腓骨长肌和深层的腓骨短肌;后骨筋膜鞘又被小腿后筋膜隔分为浅、深后骨筋膜鞘,浅后骨筋膜鞘内有浅层的腓肠肌和深层的比目鱼肌,深后骨筋膜鞘内有趾长屈肌、胫骨后肌、𧿹长屈肌、胫神经、胫后动脉和胫后静脉。

参考文献

［1］雒树东,高振平.医用局部解剖学.9版.北京:人民卫生出版社,2015.

［2］丁文龙,刘学政.系统解剖学.9版.北京:人民卫生出版社,2018.

［3］佟晓杰,徐国成.系统解剖学.2版.北京:高等教育出版社,2017.

［4］刘学政.人体解剖学.北京:科学出版社,2019.

［5］刘佳,隋鸿锦.神经科学——基础与临床.北京:人民卫生出版社,2014.

［6］张朝佑.人体解剖学(上下册).3版.北京:人民卫生出版社,2009.

［7］STANDRING S.格氏解剖学——临床实践的解剖学基础.41版.丁自海,刘树伟,译.济南:山东科学技术出版社,2017.

［8］莫尔,达利.临床应用解剖学.4版.李云庆,译.郑州:河南科学技术出版社,2006.

［9］HENDELMAN WJ.功能神经解剖图谱.3版.李锐,许杰华,李晓青,译.西安:世界图书出版社,2019.

［10］坂井建雄,桥本尚词.3D人体解剖图.唐晓艳,译.沈阳:辽宁科学技术出版社,2010.

［11］AGUR AMR,DALLEY AF.Grant's Atlas of Anatomy.14th ed.Amsterdam:Wolters Kluwer Health,2016.

［12］FAIZ O,MOFFAT D.Anatomy at a Glance.2nd ed.Oxford:Blackwell Publishing Ltd,2006.

［13］EHRLICH A.Medical Terminology for Health Professions.3rd ed.Albany:Delmar publishers,International Thomson Publishing,1997.